Khaoula Rekik
Mariem Zayet
Mounir Ben Jemaa

Infeção do trato urinário nos idosos

Khaoula Rekik
Mariem Zayet
Mounir Ben Jemaa

Infeção do trato urinário nos idosos

Caraterísticas especiais

Imprint

Any brand names and product names mentioned in this book are subject to trademark, brand or patent protection and are trademarks or registered trademarks of their respective holders. The use of brand names, product names, common names, trade names, product descriptions etc. even without a particular marking in this work is in no way to be construed to mean that such names may be regarded as unrestricted in respect of trademark and brand protection legislation and could thus be used by anyone.

Cover image: www.ingimage.com

This book is a translation from the original published under ISBN 978-620-6-72299-1.

Publisher:
Sciencia Scripts
is a trademark of
Dodo Books Indian Ocean Ltd. and OmniScriptum S.R.L publishing group

120 High Road, East Finchley, London, N2 9ED, United Kingdom
Str. Armeneasca 28/1, office 1, Chisinau MD-2012, Republic of Moldova, Europe
Printed at: see last page
ISBN: 978-620-8-14136-3

RESUMO

INTRODUÇÃO

A infecção do trato urinário (ITU) em idosos constitui um importante problema de saúde pública devido à sua elevada frequência e às suas consequências potencialmente graves (1) . Com o aumento da expectativa de vida, a proporção de idosos na população geral continua a crescer, aumentando assim o número de pacientes em risco de infecções do trato urinário (2). As particularidades clínicas e terapêuticas da IU no idoso são múltiplas e complexas, justificando especial atenção tanto no diagnóstico como no manejo terapêutico (1).

As infecções urinárias são definidas pela presença de germes patogênicos na urina, levando à inflamação do trato urinário. Em idosos, a apresentação clínica da IU muitas vezes difere daquela observada em adultos mais jovens. Sintomas clássicos como disúria, urgência urinária e dor lombar podem estar ausentes ou menos pronunciados. Manifestações atípicas como distúrbios cognitivos, deterioração do estado geral, quedas inexplicáveis ou incontinência urinária nova ou agravada podem revelar infecção urinária. Essas particularidades clínicas dificultam o diagnóstico da IU em idosos, exigindo maior vigilância por parte dos profissionais de saúde (3) .

Vários fatores predispõem os idosos a infecções urinárias. Alterações fisiológicas relacionadas à idade, como diminuição da função imunológica, redução da mobilidade e presença de comorbidades, aumentam o risco de desenvolver ITUs. Além disso, o uso frequente de dispositivos médicos como cateteres urinários, procedimentos cirúrgicos e polifarmácia também aumentam esse risco. Alterações anatômicas, como a hipertrofia prostática nos homens e a atrofia urogenital pós-menopausa nas mulheres, também contribuem para o aumento da suscetibilidade às ITUs (3).

O tratamento das infecções urinárias nos idosos apresenta desafios específicos. As escolhas terapêuticas devem ter em conta a função renal frequentemente comprometida, o elevado risco de reações adversas aos medicamentos e a presença frequente de bactérias multirresistentes. O manejo das

ITUs em idosos requer, portanto, uma abordagem individualizada, integrando critérios clínicos e microbiológicos precisos. A duração do tratamento, a via de administração dos antibióticos, bem como a necessidade de monitoramento rigoroso são elementos cruciais no manejo desses pacientes (1).

A prevenção de infecções do trato urinário em idosos é de particular importância. Medidas preventivas, como hidratação adequada, tratamento de doenças subjacentes e educação de pacientes e cuidadores sobre boas práticas de higiene urinária, podem reduzir a incidência de ITUs. Além disso, o uso racional de antibióticos é essencial para limitar o surgimento de resistência bacteriana (3)
.

No âmbito do estudo desta patologia em doentes idosos e para melhor fundamentar estas particularidades, realizámos um estudo com os objetivos de:

- ❖ Estudar as características epidemiológicas, clínicas e paraclínicas da infecção urinária em idosos
- ❖ Detalhar o manejo terapêutico desta entidade clínica.

PACIENTES E MÉTODOS

1. TIPO DE ESTUDO

Realizamos um estudo descritivo retrospectivo abrangendo os prontuários de pacientes idosos acompanhados no departamento de doenças infecciosas do Hospital Universitário Hédi Chaker em Sfax entre janeiro de 2010 e dezembro de 2022 por infecção urinária.

2. DEFINIÇÃO DA POPULAÇÃO DE ESTUDO

2.1. Critérios de inclusão

Incluímos em nosso estudo todos os pacientes com mais de 65 anos acompanhados durante o período do estudo e tratados para infecção urinária.

O diagnóstico desta infecção foi feito em qualquer paciente com sintomas clínicos sugestivos de infecção urinária (ardor ao urinar, frequência urinária, disúria, poliúria, etc.) com ou sem anormalidade no exame do trato urinário (um espasmo lombar doloroso, um doloroso exame retal em homens...) com exame citobacteriológico patológico de urina (ECBU) definido por leucocitúria patológica (> 10.000 EB/ml ou 10/mm^3) e cultura positiva para germe patogênico com densidade germinativa $\geq 10^3$ UFC /ml em homens e mulheres uma densidade $\geq 10^3$ UFC/ml para *Escherichia coli* e *Staphylococcus saprophyticus* e $\geq 10^4$ UFC/ml para outras bactérias (enterobactérias que não *E. coli* , enterococos, etc.).

Para infecções relacionadas com os cuidados de saúde, na ausência de um dispositivo endourinário, recomenda-se vivamente a utilização dos mesmos limiares que para infecções comunitárias. Na presença de dispositivo endourinário, a leucocitúria não é preditiva da presença ou ausência de infecção do trato urinário e não está incluída nos critérios que definem infecção do trato urinário no cateter. É fortemente recomendado utilizar o limite de 10^5 UFC/ml para bacteriúria.

2.2. Critérios de não inclusão

Não incluímos pacientes com idade inferior a 65 anos ou que tivessem prontuários com dados faltantes ou inconclusivos.

Não incluímos pacientes com cultura de ECBU positiva para mais de uma bactéria ou levedura.

3. DEFINIÇÕES UTILIZADAS

3.1. Infecção do trato urinário adquirida na comunidade

A infecção do trato urinário adquirida na comunidade (ICU) é uma infecção que surge dentro de 48 horas após a admissão no hospital ou em paciente vindo de casa (4) .

3.2. Infecção urinária nosocomial

Uma infecção é considerada nosocomial se estiver ausente quando o paciente é internado no hospital e se desenvolver pelo menos 48 horas após a admissão ou em um período superior ao período de incubação.

3.3. Bactérias multirresistentes

Diz-se que uma bactéria é multirresistente se for resistente a três famílias de antibióticos aos quais é geralmente sensível.

3.4. Bactérias ultra-resistentes

Diz-se que uma bactéria é ultrarresistente se adquiriu resistência a mais de uma molécula pertencente a todas as famílias ATB, exceto 1 ou 2.

3.5. Tipos de infecções urinárias

Bacteriúria assintomática

Bacteriúria assintomática (BAS) é a presença de agente infeccioso na urina sem manifestações clínicas associadas, independentemente do nível de leucocitúria (4) .

Na prática, esta é uma situação em que o tratamento só é indicado em duas situações:

- ❖ Gestante a partir dos 4 meses de gestação com bacteriúria $\geq 10^5$ UFC/ mL
- ❖ Antes de uma intervenção no trato urinário.

⬥ Cistite

Esta é uma infecção da parede da bexiga. Manifesta-se por ardor ao urinar, frequência urinária, disúria, urgência, dor hipogástrica e por vezes incontinência urinária. Sem febre ou dor lombar. A presença de hematúria macroscópica é comum. A confirmação bacteriológica é feita por tira reagente de urina e/ou ECBU patológico (4) .

⬥ Pielonefrite aguda (ANP):

Suspeita-se de PNA devido ao início súbito de sinais de cistite com sinais de danos ao parênquima renal e ao sistema coletor renal (4) :

- ❖ Febre > 38,5°C, calafrios, mal-estar geral
- ❖ Dor lombar ou costovertebral, na maioria das vezes unilateral, que pode irradiar abaixo das costelas ou em direção ao púbis, sugerindo cólica renal
- ❖ Distúrbios digestivos (náuseas, vômitos, diarréia, distensão abdominal).
- ❖ Às vezes, o quadro fica incompleto com distúrbio comportamental ou síndrome de deslizamento em idosos

⬥ Infecção do trato urinário masculino (IUM)

Frequentemente representada pela prostatite aguda: Esta entidade patológica baseia-se nos sintomas: síndrome infecciosa (febre, calafrios, mal-estar geral) associada a sinais urinários (polaciúria, noctúria, urgência, disúria e ardor ao urinar, etc.) (4) .

Esses sinais podem estar associados à retenção vesical com dor pélvica, perineal e ureteral com exame clínico procurando (4) :

- ❖ Um globo de bexiga

* No exame retal:
  * Uma próstata dolorosa,
  * Próstata flutuante sugerindo abscesso.

* Sinais de epididimite associada ou orquiepididimite .

As chamadas infecções urinárias simples

São infecções sem fatores de risco para complicações. Incluem cistite simples e pielonefrite simples em mulheres jovens sem fatores de risco para complicações (4) .

Infecções urinárias correm risco de complicações

Ocorrem em pacientes com pelo menos um fator de risco de complicação (FDR) que pode tornar a infecção mais complexa (4) .

Esses fatores de risco para complicações são (4) :

* Qualquer anomalia orgânica ou funcional da árvore urinária (resíduo vesical, refluxo, litíase, tumor, procedimento recente, etc.)
* Sexo masculino, devido à frequência de anomalias anatômicas ou funcionais subjacentes
* Gravidez
* Idoso: paciente de 65 a 75 anos com ≥ 3 critérios de fragilidade (critérios de Fried) (6) ,
* Idade acima de 75 anos.
* Imunossupressão grave
* Insuficiência renal crônica grave (depuração < 30ml/min)
* Ou seja, os critérios de Fried são (6) :
  * Perda de peso não intencional no último ano
  * Velocidade de caminhada lenta
  * Baixa resistência
  * Fraqueza/Fadiga
  * Atividades físicas reduzidas

Em nossa série, consideramos todos os pacientes com mais de 65 anos como idosos, independentemente dos critérios de Fried.

Infecção urinária recorrente

Definida pela ocorrência de 4 episódios de infecção urinária durante 12 meses ou 3 episódios durante 6 meses (4) .

Infecção grave do trato urinário:

Uma infecção urinária é considerada grave se estiver associada a (4) :

* Sepse
* Um estado de choque séptico
* Uma indicação para um procedimento de drenagem urológica (radiologia cirúrgica ou intervencionista)

3.6. Síndrome de Resposta Inflamatória Sistêmica (SIRS)

SIRS é definida pela presença de dois critérios de um conjunto de quatro seguintes critérios clínico -biológicos:

* Temperatura > 38,3°C ou < 36°C
* Frequência cardíaca > 90 bpm/min
* Frequência respiratória ou $PaCO2$ > 20/min ou $PaCO2$ < 32 mmHg
* Leucocitose >12.000 ou <4.000/mm ^{3} ou > 10% das formas imaturas.

3.7. Sepse

A sepse é definida como disfunção orgânica secundária a uma resposta inadequada do hospedeiro a uma infecção, documentada ou suspeita (7) .

A disfunção orgânica é definida por uma pontuação " Sequencial ". Avaliação de falência de órgãos " (SOFA) ≥ 2 ou aumento na pontuação ≥ 2 pontos se disfunção orgânica estava presente antes da infecção (7) .

O SOFA rápido (qSOFA) é um sistema de pontuação simples que pode ser avaliado repetidamente à beira do leito. Os critérios qSOFA são (pelo menos 2 abaixo) (7) :

* Frequência respiratória ≥ 22/min

❖ Estado neurológico alterado (ECG ≤ 13)

❖ Pressão arterial sistólica ≤ 100 mmHg .

A sepse, de acordo com a definição antiga, é a associação de SIRS e uma infecção documentada clínica ou microbiologicamente.

3.8. Sepse grave ou grave

A sepse é considerada grave quando está associada a uma ou mais das seguintes disfunções orgânicas:

1. Funções superiores:

Presença de encefalopatia ou síndrome confusiva, que pode ser confirmada pela medição do escore de Glasgow <14.

2. Função renal:

❖ Oligúria < 0,5ml/kg por 3 horas

❖ Creatinina > 177 μmol/L (20 mg/L) ou aumento de 50% em relação ao valor basal.

3. Função respiratória:

❖ Pa02 < 60 mmHg ou SpO2 < 90% em ar ambiente (ou inferior a 02)

❖ Pa02/FiO2 < 300, ou queda dessa relação >20% em pacientes sob ventilação mecânica.

4. Coagulação:

❖ Trombocitopenia < 100.000/mm ^{3} ou TP < 50%, ou queda > 30% na contagem de plaquetas ou TP durante 2 amostras sucessivas

❖ Pontuação de coagulação intravascular disseminada (Sociedade Internacional de Trombose e Hemostasia) > 4.

5. Função hepática: Hiperbilirrubinemia > 34 mmol /L

Função circulatória :

❖ Pressão arterial sistólica < 90 mmHg (ou queda de 40 mmHg em relação ao valor basal) ou média < 70 mmHg

❖ Hiperlactatemia arterial > 2 mmol /L

❖ Em pacientes sob monitorização hemodinâmica, aparecimento de estado hiperdinâmico (aumento do índice cardíaco > 3,5 L/min.m ^{2}).

3.9. Choque séptico

O choque séptico é definido pela presença de sepse com hipotensão persistente, apesar do preenchimento vascular exigir o uso de aminas vasopressoras, para manter pressão arterial média (PAM) $\geq$ 65 mmHg e hiperlactatemia $\geq$ 2 mmol /l (7) .

Pela definição antiga, o choque séptico era definido como a persistência da hipotensão apesar do enchimento vascular adequado durante a sepse grave com necessidade de introdução de vasopressores.

3.10. Insuficiência renal aguda

A LRA é definida por uma queda repentina e rápida na taxa de filtração glomerular (TFG), levando à retenção de nitrogênio e distúrbios hidroeletrolíticos e ácido- básicos que podem comprometer o prognóstico vital em curto prazo e o prognóstico renal em longo prazo (8) .

O diagnóstico de caráter agudo é baseado nas recomendações internacionais KDIGO (Rim Doença Improving Global Outcomes) de 2012 que se baseiam no aumento da creatinina sérica e/ou diminuição da diurese (8) .

3. 11. Insuficiência renal crônica e doença renal crônica

A doença renal crônica (DRC) é definida por (9) :

❖ **1)** Presença de insuficiência renal crônica (DRC) definida por diminuição da taxa de filtração glomerular estimada (TFGe) < 60 mL /min/1,73 m² (fórmula CKD-EPI).

❖ **2)** Ou presença de pelo menos um marcador de lesão renal persistente por mais de 3 meses:

  ➢ Albuminúria ou proteinúria

  ➢ Hematúria > 10/mm³ (excluindo causa urológica)

➢ Leucocitúria > 10/mm³ (na ausência de infecção)

➢ Anormalidade morfológica na ultrassonografia renal

➢ Assimetria de tamanho, contornos acidentados, rins pequenos ou grandes rins policísticos, nefrocalcinose, cisto.

3.12. Dados escaláveis

3.12.1. Desenvolvimento favorável

É a melhora dos sinais clínicos após início do tratamento antibiótico com desaparecimento completo dos sinais clínicos.

3.12.2. Desenvolvimento desfavorável

3.12.2.1. Recaída

É a retomada dos sintomas clínicos com isolamento do mesmo germe no início do período de convalescença ou no primeiro mês seguinte ao episódio inicial. É devido à falha do tratamento ou à má adesão à terapia proposta.

3.12.2.2. Reincidência

É o reaparecimento dos sinais clínicos com isolamento do mesmo germe após um mês da interrupção do tratamento da infecção inicial.

3. 12.2.3. Persistência

É a persistência do mesmo germe inicialmente isolado na urina, com ou sem melhora dos sinais clínicos, ao final de um tratamento curativo completo.

3.12.2.4. Reinfecção

É a retomada dos sinais clínicos com isolamento de germe diferente daquele da infecção inicial após interrupção do tratamento e recuperação clínica e microbiológica.

4. MÉTODOS

A coleta de dados foi realizada a partir de arquivos arquivados no serviço.

A coleta de dados foi realizada em formulário pré-estabelecido contendo:

Dados epidemiológicos

- ❖ Idade, sexo.
- ❖ História médica e cirúrgica e fatores de risco.

Dados clínicos

- ❖ Tempo até o diagnóstico (definido pelo tempo médio entre o início dos sintomas e o diagnóstico da IU).
- ❖ Sinais funcionais, sinais de gravidade.

Dados biológicos (Apêndice 2)

- ❖ Hemograma e fórmula (hemograma) (procurando anemia, síndrome inflamatória, leucocitose ou leucopenia com predominância de neutrófilos; trombocitose; trombocitopenia)
- ❖ Taxa de sedimentação (SV)
- ❖ Proteína C reativa (PCR)
- ❖ Açúcar no sangue procurando diabetes ou hipoglicemia;
- ❖ Estimativa da TFG em busca de insuficiência renal;

Diagnóstico bacteriológico

- ❖ Hemocultura para isolar o(s) germe(s) em caso de septicemia.
- ❖ Exame citobacteriológico de urina (ECBU) em busca de germe patogênico, leucocitúria e hematúria microscópica.
- ❖ Antibiograma procurando antibióticos ativos no germe em questão.

Dados radiológicos

- ❖ Ultrassonografia dos rins e do trato urinário,
- ❖ TC (anormalidade do trato urinário, obstáculo renal ou dor).

Dados terapêuticos

- ❖ Antibióticos utilizados (dosagem, via de administração e duração do tratamento)
- ❖ Radiologia intervencionista (drenagem e punção) e cirurgia.

⬥ Dados escaláveis

❖ Favorável: apirexia e desaparecimento de outros sintomas.

❖ Desenvolvimento desfavorável:

➢ Recaída

➢ Reincidência

➢ Reinfecção

➢ Persistência

➢ Morte.

5. ESTUDO ESTATÍSTICO

A entrada de dados e a análise estatística das diferentes variáveis foram realizadas através do software SPSS 27.

Expressamos as variáveis qualitativas em frequências (em percentuais) e as variáveis quantitativas em médias ± desvio padrão (DP) após verificação da normalidade da distribuição, ou em mediana e intervalo interquartil caso não tenha sido verificada a normalidade da distribuição.

O teste de Kolmogorov-Smirnov (número > 50 indivíduos) foi utilizado para verificar a normalidade da distribuição das variáveis quantitativas.

RESULTADOS

1. EPIDEMIOLOGIA

Durante os 13 anos de estudo, coletamos 382 casos de pacientes com mais de 65 anos que foram acompanhados por infecção urinária.

A frequência média anual foi de 29,4 casos/ano com extremos de 19 a 45 casos/ano (Figura 1).

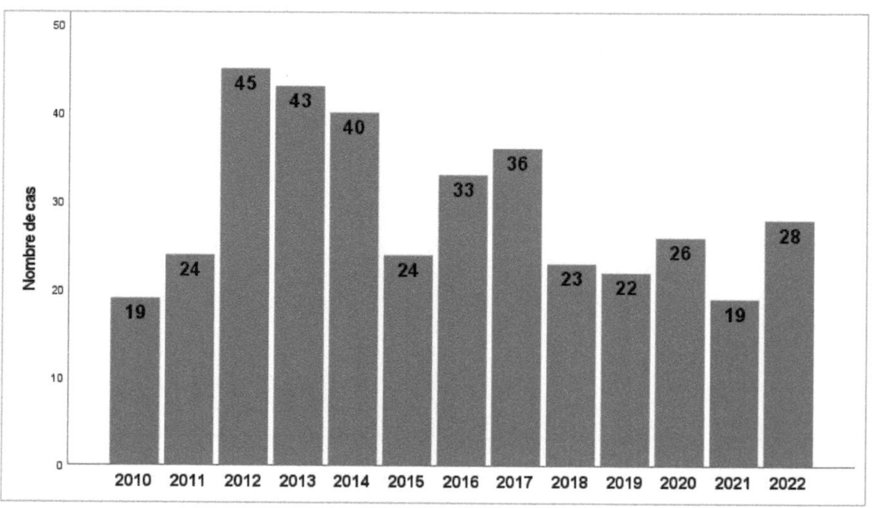

Figura 1: Distribuição anual de pacientes

A frequência média mensal foi de 2,4 casos/mês com máximo de 10 casos/mês.

A distribuição sazonal dos pacientes apresentou predomínio no verão (30,9%) (Figura 2).

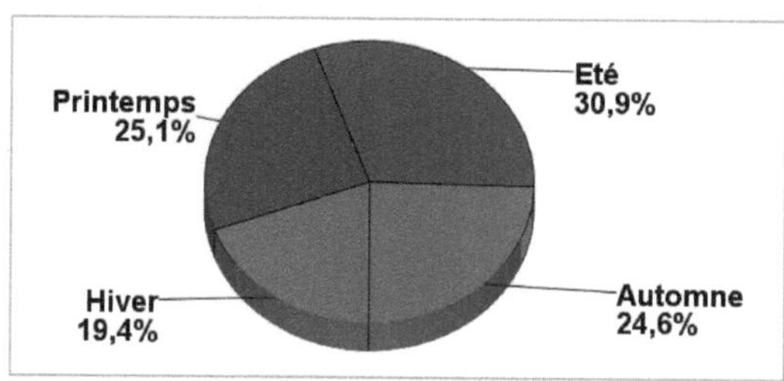

Figura 2: Distribuição sazonal da infecção do trato urinário

2 . CARACTERÍSTICAS SOCIODEMOGRÁFICAS DA POPULAÇÃO ESTUDADA

2.1. Idade

A idade média dos nossos pacientes foi de 75,6±6,5 anos, com extremos variando de 65 a 97 anos.

A faixa etária mais acometida foi a dos adultos com idade entre 65 e 80 anos (295 casos: 77,2%) (Figura 3).

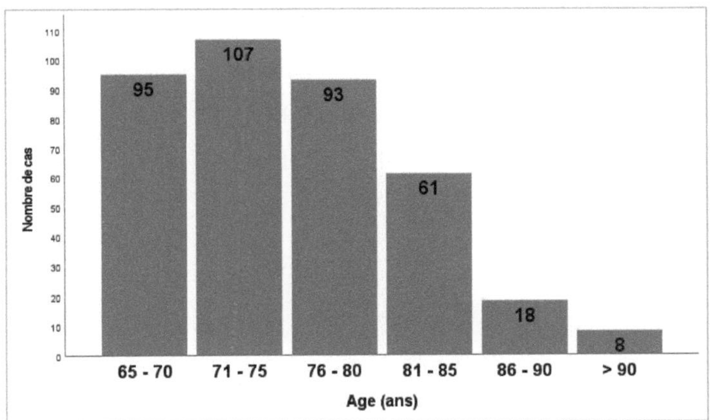

Figura 3: Distribuição dos pacientes por idade

2.2. Sexo

Observou-se predominância feminina (52,6%) com razão sexo masculino/feminino igual a 0,9 (Figura 4).

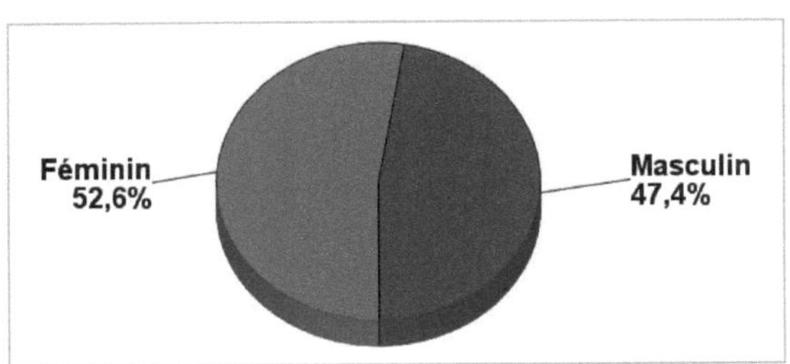

Figura 4: Distribuição dos pacientes por sexo

3. HISTÓRIA PESSOAL

Antecedentes pessoais foram anotados em 312 casos (81,7%).

3.1. História médica

A história médica foi dominada por diabetes (50,5%), hipertensão (45%) e acidente vascular cerebral (9,4%) (Tabela I). Além disso, cento e um pacientes tinham história de internação anterior (26,4%).

Tabela I: Frequência da história médica

História médica	Número de pacientes	Porcentagem (%)
Diabetes	193	50,5
Pressão alta	172	45
AVC	36	9.4
Doença arterial coronária	34	8,9
Arritmia completa devido a fibrilação atrial	16	4.2
Insuficiência cardíaca	6	1,5
Edema pulmonar agudo	2	0,5
Marcapasso	2	0,5
Pericardite	2	0,5

3.2. História nefro -urológica

antecedentes nefrourológicos mais frequentes foram pielonefrite aguda (23,8%) e urolitíase (14,7%) (Tabela II).

História nefro -urológica	Número de pacientes	Porcentagem (%)
Pielonefrite aguda	91	23,8
Urolitíase	56	14,7
Hipertrofia prostática benigna	49	12,8
Pielonefrite aguda causada por bactérias multirresistentes	37	9.7
Insuficiência renal crônica	37	9.7
Infecções urinárias recorrentes	34	8,9
Cólica renal	21	5.5
Bexiga neurológica	21	5.5
Tumor urinário	17	4,5
Malformação urinária	7	1.8
Cateter urinário de demora	6	1.6
Tuberculose urinária	2	0,5

4. DADOS CLÍNICOS

4.1. Origem da infecção urinária

O 382 As infecções urinárias confirmadas foram classificadas como adquiridas na comunidade em 351 casos (91,9%) e nosocomiais em 31 casos (8,1%) (Figura 5).

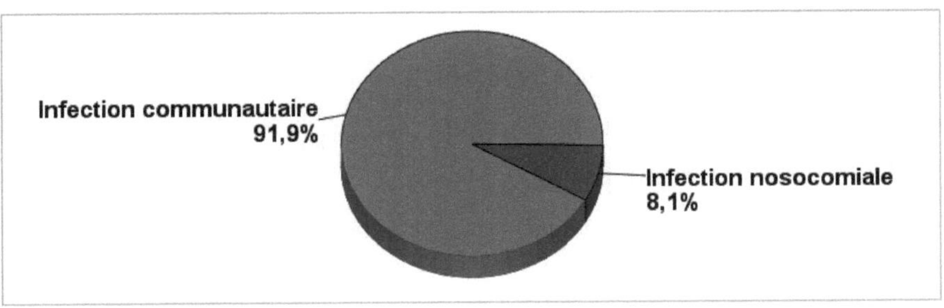

Figura 5: Distribuição dos pacientes segundo tipo de infecção urinária

Para origem nosocomial, a infecção ocorreu principalmente após internação em serviço hospitalar (64,5%) (Figura 6).

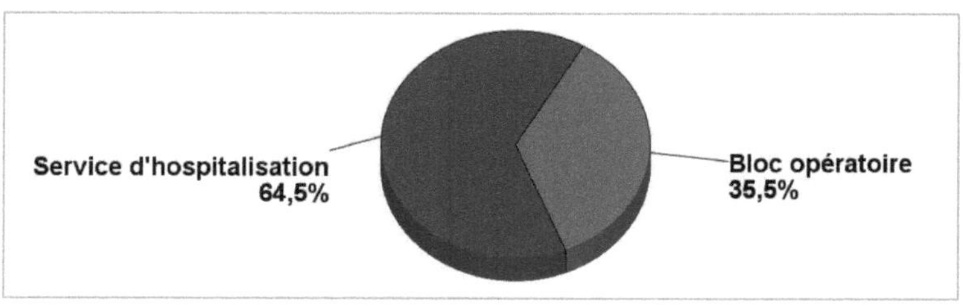

infecção urinária nosocomial

4.2. Sinais funcionais

A dor suprapúbica foi o sinal funcional mais frequente (79,6%) (Tabela III).

Tabela III: Distribuição dos pacientes segundo sinais funcionais

Formas clínicas	Número de pacientes	Porcentagem (%)
Dor suprapúbica	304	79,6
Dor lombar	299	78,3
Polaquiúria	255	66,8
Hematúria	181	47,4
Incontinência urinária	127	33.2
Emergência	103	27
Distúrbios comportamentais	69	18.1
Confusão	39	10.2
Delírio	25	6,5

4.3. Exame físico

A temperatura média foi de 37,9 ± 0,9°C com extremos variando de 36 a 41°C. Febre foi encontrada em 196 pacientes (51,3%).

A pressão arterial sistólica foi em média 123 ± 20 mmHg (variação de 70 a 180 mmHg) e a pressão arterial diastólica foi em média 68 ± 11 mmHg (variação de 30 a 110 mmHg).

4.4 . Formas clínicas

A pielonefrite aguda foi a forma clínica mais observada (84,8%) (Tabela IV).

Tabela IV: Distribuição dos pacientes segundo formas clínicas .

Formas clínicas	Número de pacientes	Porcentagem (%)
Pielonefrite aguda	324	84,8
Cistite	24	6.3
Prostatite	19	5
Orqui- epididimite	7	1.8
Abscesso renal	6	1.6
Pielonefrite enfisematosa aguda	1	0,3
Abscesso prostático	1	0,3

4.5. Sinais de gravidade

A síndrome da resposta inflamatória sistêmica (SIRS) foi o sinal de gravidade mais frequente (47,4%) (Tabela V).

O qSOFA foi maior ou igual a dois em 90 casos (25,9%).

Tabela V: Distribuição dos pacientes de acordo com a gravidade da forma clínica

Formas clínicas	Número de pacientes	Porcentagem (%)
Síndrome da resposta inflamatória sistêmica	181	47,4
qSOFA $\geq$ 2	90	25,9
Sepse	79	20,7
Sepse grave	14	3.7
Choque séptico	6	1.6

4.6. Hospitalização

Dos nossos pacientes, 310 (81,2%) ficaram internados com duração média de 8 dias (de 1 dia a 2 meses).

5 . DADOS PARACLÍNICOS

5.1. Dados biológicos

Hiperleucocitose ($\geq$ 10.000/mm^3) foi observada em 226 pacientes (59,1%). Leucopenia (< 4.000/mm^3) foi observada em 35 pacientes (9,1%).

A PCR foi negativa ($\leq$ 10 mg/l) em 41 pacientes (10,7%), positiva (> 10 mg/l) em 309 pacientes (80,9%).

A creatinina foi >120 µmol /l em 179 pacientes (46,8%) (Tabela VI).

Tabela VI: Dados biológicos do paciente

Dados biológicos	Média	Desvio padrão	Mínimo	Máximo
Proteína C reativa (mg/l)	140	102	6	416
Hemograma e fórmula				
Glóbulos brancos (EB/mm³)	13.524	11.660	630	194.000
polinucleares (EB/mm³)	10.521	6.406	1090	35.320
Linfócitos (EB/mm³)	1.574	1.102	240	9.200
Plaquetas (elementos/mm³)	238.974	105.066	76.000	722.000
Função renal				
Creatinina sérica (µmol /l)	152	109	32	761
Outras configurações				
Natremia (mmol /l)	134	5	120	158
Potássio sérico (mmol /l)	4	0,6	2.4	5.3
Aspartato aminotransferase (UI/l)	29	28	4	201
Alanina aminotransferase (UI/l)	24	21	3	163

5.2. Microbiologia

5.2.1. Aparência macroscópica da urina

Macroscopicamente, a urina apresentou-se turva em 96,1% dos casos (Tabela VII).

Tabela VII: Distribuição dos pacientes de acordo com o aspecto macroscópico da urina

Aparência macroscópica da urina	Número de pacientes	Porcentagem (%)
Aparência nublada	367	96,1
Aparência clara	13	3.4
Aparência hemática	2	0,5

5.2.2. Citologia de urina

A leucocitúria patológica esteve presente em 358 pacientes (93,7%) e a hematúria microscópica foi encontrada em 18 casos (4,7%).

5.2.3. Cultura de urina

Escherichia *coli* foi o germe mais isolado (62,8%) (Tabela VIII) .

Tabela VIII: Distribuição dos pacientes segundo germes isolados na urina .

Família	Germes isolados da urina	Número de casos	Porcentagem (%)
Enterobactérias N = 349 (91,2%)	Escherichia coli	240	62,8
	Klebsiella pneumoniae	78	20.3
	Proteus mirabilis	10	2.6
	Outras enterobactérias*	21	5.5
Cocos Gram-positivos N = 18 (4,8%)	Staphylococcus aureus	5	1.3
	Estreptococo B	3	0,8
	Enterococcus faecalis	9	2.4
	Enterococcus faecium	1	0,3
Bacilos Gram negativos Não fermentativo N = 15 (4%)	Pseudomonas aeruginosa	13	3.4
	Burkholderia cepacia	1	0,3
	Acinetobacter	1	0,3
Total		**382**	**100**

Enterobacter cloacae , Morganella morgani , Serratia marcescens , Providência stuarti , Klebsiella oxytoca

O organismo mais isolado nos casos de ITU nosocomial foi *Klebsiella pneumoniae* (n=12; 38,7%) (Tabela IX).

Tabela IX: Distribuição dos germes isolados na urina de acordo com o tipo de infecção

Germes isolados da urina	Infecção comunitária (n =351)		Infecção nosocomial (n =31)	
	N	Porcentagem (%)	N	Porcentagem (%)
Enterobactérias	323	83,5	26	87,1
Escherichia coli	230	62,7	10	32,3
Klebsiella pneumoniae	66	18,8	12	38,7
Proteus mirabilis	9	2.6	1	3.2
Outras enterobactérias	18	5.2	3	9.6
Cocos Gram-positivos	16	4.3	2	6.4
Staphylococcus aureus	4	1.1	1	3.2
Estreptococo B	2	0,6	1	3.2
Enterococcus faecalis	9	2.6	0	0
Enterococcus faecium	1	0,3	0	0
Bacilos Gram-negativos não fermentativos	12	3.1	3	9.7
Pseudomonas aeruginosa	11	3.1	2	6,5
Burkholderia cepacia	0	0	1	3.2
tobacter	1	0,3	0	0

5.2.4. Antibiograma de urina

5.2.4.1. Perfil de suscetibilidade de cepas de enterobactérias

Para as cepas de Enterobacteriaceae testadas, encontramos suscetibilidade ao imipenem de 94,6%, à amicacina de 92%, à amoxicilina de 15,5% e à amoxicilina/ácido clavulânico de 44%.

Tabela X: Sensibilidade das Enterobactérias aos antibióticos.

Antibióticos		Sensibilidade de Enterobacteriaceae (%)
Beta-lactâmicos	Amoxicilina	15,5
	Amoxicilina-ácido clavulânico	44
	Ceftriaxona	66,4
	Cefoxitina	74
	Ceftazidima	66,9
	Imipeném	94,6
Aminoglicosídeos	Gentamicina	69
	Amicacina	92
Fenicolatos	Cloranfenicol	77,3
Quinolonas	Ácido Nalidíxico	49,1
	Ciprofloxacina	49,8
Polimixinas	Colistina	86,9
Furanos	Nitrofurantoína	82,6
Fosfomicina	Fosfomicina	90,2

5.2.4.2. Perfil de suscetibilidade de cepas de *Escherichia coli*

cepas de *Escherichia coli* testadas, encontramos suscetibilidade à colistina de 98,5%, ao imipenem de 97,8%, à amoxicilina de 24% e à amoxicilina/ácido clavulânico de 50% (Tabela XI).

Tabela XI: Sensibilidade de cepas de *Escherichia coli* a antibióticos .

Antibióticos		Suscetibilidade *de* *Escherichia coli* (%)
Beta-lactâmicos	Amoxicilina	24
	Amoxicilina-ácido clavulânico	50
	Ceftriaxona	76,3
	Cefoxitina	84
	Ceftazidima	75
	Imipenem	97,8
Aminoglicosídeos	Gentamicina	74,9
	Amicacina	93,2
Fenicolatos	Cloranfenicol	86,5
Quinolonas	Ácido Nalidíxico	55
	Ciprofloxacina	55,9
Polimixinas	Colistina	98,5
Furanos	Nitrofurantoína	97,5
Fosfomicina	Fosfomicina	96,6

5.2.4.3. Perfil de suscetibilidade de cepas *de Klebsiella pneumoniae*

cepas *de Klebsiella pneumoniae* testadas, encontramos sensibilidade à colistina de 94,1%, à amicacina de 84,1% e à amoxicilina/ácido clavulânico de 28,9% (Tabela XII).

Tabela Icepas *de Klebsiella pneumoniae* aos antibióticos

	Antibióticos	Suscetibilidade *de* *Klebsiella pneumoniae* (%)
	Amoxicilina-ácido clavulânico	28,9
	Ceftriaxona	38,2
Beta-lactâmicos	Cefoxitina	51,4
	Ceftazidima	36,8
	Imipenem	81,6
Aminoglicosídeos	Gentamicina	48,5
	Amicacina	84,1
Fenicolatos	Cloranfenicol	63
Quinolonas	Ácido Nalidíxico	31
	Ciprofloxacina	28,9
Polimixinas	Colistina	94,1
Furanos	Nitrofurantoína	57,6
Fosfomicina	Fosfomicina	75,3

Em comparação com as infecções comunitárias, as infecções nosocomiais foram significativamente devidas a germes multirresistentes (77,4%) (Tabela XIV).

Tabela XIII: Distribuição das bactérias multirresistentes segundo o tipo de infecção urinária.

Germes isolados da urina	Infecção comunitária (n =351)		Infecção nosocomial (n =31)	
	N	Porcentagem (%)	N	Porcentagem (%)
Multirresistente	166	47,3	25	80,6
Ultra-resistente	18	5.2	5	16.2
Confidencial	167	47,5	1	3.2
Total	351	100	31	100

5.2.5. Hemocultura

As hemoculturas foram realizadas em 195 casos (51%). Foram positivos em 63 pacientes (16,5%). Escherichia *coli* foi o germe mais isolado (n=34; 53,9%) seguido *por Klebsiella pneumoniae* (n=12; 19%).

6. IMAGEM

6.1. Ultrassom

A ultrassonografia foi realizada em 308 pacientes (80,6%). Não houve alterações em 83 casos (21,8%).

As alterações renais mais notadas foram cistos renais simples (20,8%) e doença renal crônica (15,9%) (Tabela IV).

Tabela XIV: Anormalidades renais encontradas na ultrassonografia .

Anormalidades renais	Número de pacientes	Porcentagem (%)
Cistos renais simples	64	20,8
Rins com doença renal crônica	49	15,9
Hidronefrose sem obstáculo detectável	49	15,9
Litíase renal	48	15.6
Espessamento piélico	10	3.2
Abscesso renal	6	1,9
Rim único	1	0,3
Policistose renal	1	0,3

Um aumento da próstata foi observado em 29 pacientes (9,4%) (Tabela XV).

Tabela XV: Anormalidades encontradas na ultrassonografia .

Anormalidades ultrassonográficas	Número de pacientes	Porcentagem (%)
Aumento da próstata	29	9.4
Sobrecarga metabólica hepática	25	8.1
Litíase simples da vesícula biliar	10	3.2
Litíase da bexiga	5	1.6
Orqui- epididimite	3	0,9
Epididimite	2	0,6
Espessamento da bexiga envolvendo os dois meatos ureterais e dilatação a montante	1	0,3
Abscesso prostático	1	0,3

6.2 . TC abdominal

A TC abdominal, realizada em 69 pacientes (18%), mostrou principalmente dilatação pielocalical com cálculo em 20 casos (28,4%).

Outras anomalias observadas foram:

- ❖ Aparência favorecendo PNA obstrutiva em 9 casos (13%)
- ❖ Síndrome da junção pielocalicial bilateral, refluxo vesicoureteral e cistos renais simples em 5 casos (7,2%) cada
- ❖ Abscesso renal em 6 casos (8,7%)
- ❖ PNA enfisematosa em 1 caso (1,4%)
- ❖ Impacto ureteral obstrutivo com múltiplos cálculos renais, incluindo um na junção pielocalicicial obstrutiva em 1 caso (1,4%),
- ❖ Derrame retroperitoneal de baixa abundância ao nível do compartimento renal direito em 1 caso (1,4%).

7. DADOS POPULACIONAIS TERAPÊUTICOS

7.1. Tratamento médico

7.1.1. Antibioticoterapia empírica antes da hospitalização

Na nossa população, 94 pacientes (24,6%) receberam antibioticoterapia probabilística antes da internação. As cefalosporinas de 3ª geração foram as moléculas mais prescritas em 35 casos (37,2%) seguidas das fluoroquinolonas em 24 casos (25,5%) (Figura 7).

Para os casos de cistite o tratamento baseou-se em fosfomicina trometamol em todos os casos.

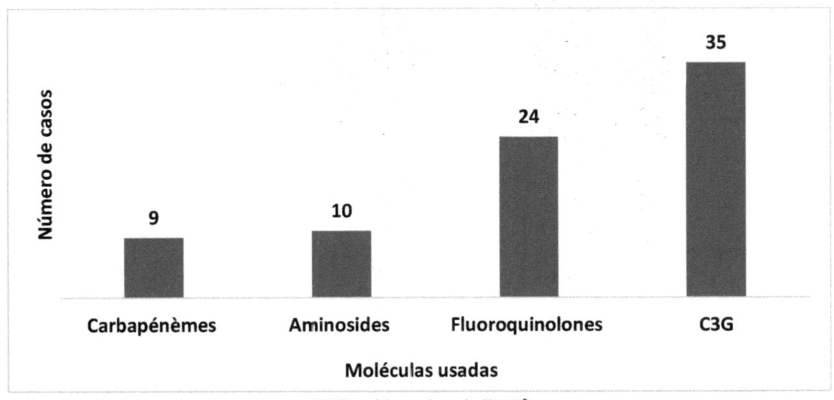

* C3G: cefalosporinas de 3ª geração

Figura 7: Antibioticoterapia empírica prescrita antes da internação.

7.1.2. Antibioticoterapia empírica na admissão

A antibioticoterapia empírica foi prescrita em todos os pacientes (100%) no dia da admissão. As cefalosporinas de 3ª geração foram as moléculas mais prescritas em 214 casos (56%), seguidas das fluoroquinolonas em 125 casos (32,7%).

A Figura 8 resume as principais moléculas prescritas empiricamente para a população do nosso estudo.

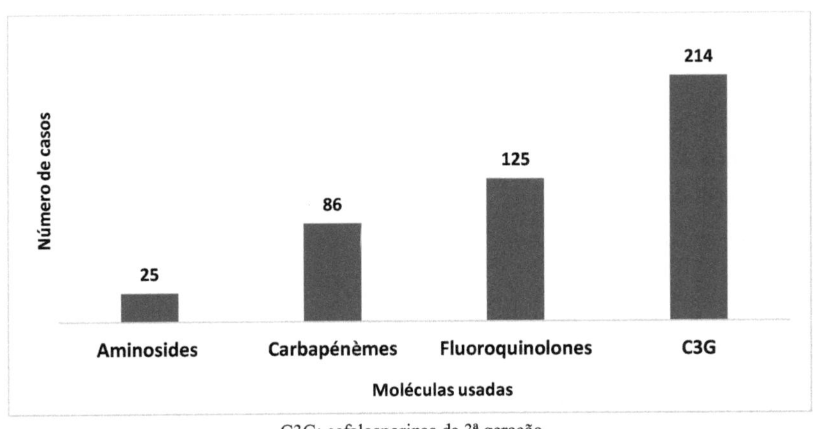

C3G: cefalosporinas de 3ª geração

Figura 8: Antibióticoterapia prescrita no dia da internação

Além disso, a antibioticoterapia empírica variou de acordo com o quadro clínico. As principais moléculas utilizadas de acordo com a forma clínica são apresentadas na Tabela XVI.

Tabela XVI: Antibioticoterapia segundo forma clínica.

Forma clínica	Número total de casos	Antibioticoterapia empírica	Número de casos (%)
APN	324	C3G Fluoroquinolonas	195 (60,2) 45 (13,9)
IUM	27	Fluoroquinolonas	16 (59,2)
Abscesso renal	6	C3G + fluoroquinolona Imipenem + fluoroquinolona	4 (66,6) 2 (33,4)
PNA enfisematosa	1	C3G + fluoroquinolona + aminoglicosídeo	1 (100)

PNA: pielonefrite aguda, IUM: infecção do trato urinário masculino, C3G: cefalosporinas de 3ª geração

7.1.3. Terapia antibiótica após documentação

O tratamento antibiótico após documentação bacteriológica foi adaptado à antibioticoterapia empírica em 334 casos (87,4%).

As principais moléculas utilizadas após documentação bacteriológica são apresentadas na Tabela XVII.

Tabela II: Principais moléculas da antibioticoterapia ponte

Fazendo uma ponte sobre a terapia antibiótica	Número de casos	Porcentagem (%)
Carbapenêmicos	142	37,2
Fluoroquinolonas	95	24,9
Cefalosporina de 3ª geração	82	21,5
Trimetoprima + Sulfametoxazol	45	11.7

7.1.4. Duração total da antibioticoterapia

A duração mediana da antibioticoterapia total foi de 14 ± 9 dias com extremos [1-92 dias].

A Tabela XVIII apresenta a duração do tratamento antibiótico de acordo com a forma clínica.

Tabela III: Duração do tratamento conforme forma clínica.

Forma clínica	média do tratamento
Pielonefrite aguda	10 ±2 dias
Prostatite	18±4 dias
Abscesso renal	32 ± 3 dias

O tratamento da cistite foi minucioso em 40% dos casos e 3 doses separadas de fosfomicina trometamol ncs demais casos.

7.2. Tratamento cirúrgico ou intervencionista

A utilização de tratamento cirúrgico ou intervencionista foi considerada em 16 pacientes (4,2%). Isso envolveu drenagem por meio de cateter ureteral duplo J em 9 casos (2,4%) e drenagem renal percutânea radiológica em 7 casos (1,8%).

8. EVOLUÇÃO

8.1. Desenvolvimento favorável

Um resultado favorável foi observado em 289 pacientes (75,6%) e o tempo médio para apirexia foi de 2,1 ± 1,9 dias com extremos de 1 a 20 dias.

8.1. Desenvolvimento desfavorável

Resultado desfavorável foi encontrado em 81 pacientes (21,2%) (Tabela XIX).

A taxa de mortalidade foi de 3,1% (n=12).

Tabela IV: Distribuição dos pacientes segundo evolução desfavorável

Desenvolvimento desfavorável	Número de pacientes	Porcentagem (%)
Reinfecção	38	9,9
Reincidência	18	4.7
Persistência	14	3.7
Recaída	11	2.9

DISCUSSÃO

1. EPIDEMIOLOGIA DA INFECÇÃO URINÁRIA EM IDOSOS

A prevalência de infecção do trato urinário aumenta com a idade e depende de onde você mora. Localiza-se no ambiente comunitário em segundo lugar depois das infecções broncopulmonares (3) .

É a infecção mais comumente diagnosticada entre residentes de instituições de cuidados de longa permanência, sendo responsável por mais de um terço de todas as infecções associadas a lares de idosos (3,4). Está logo atrás das infecções respiratórias em pacientes hospitalizados e adultos com mais de 65 anos que vivem na comunidade (6,7).

À medida que a nossa população envelhece, espera-se que a carga de ITUs entre os idosos aumente, o que pode tornar necessárias melhores estratégias de diagnóstico e prevenção (1).

Embora existam várias estimativas na literatura, é difícil medir com precisão a incidência de ITUs em idosos porque os critérios utilizados para o diagnóstico não são consistentes entre os estudos epidemiológicos. Além disso, é difícil diferenciar a ITU da bacteriúria assintomática (BAS) e podem ocorrer erros de classificação (1).

1.1. Incidência de infecções do trato urinário em idosos

A incidência de infecções do trato urinário é maior em mulheres do que em homens em todas as faixas etárias. As infecções do trato urinário são comuns entre mulheres jovens sexualmente ativas, com taxas de incidência relatadas variando de 0,5 a 0,7 por pessoa-ano (8), enquanto entre homens jovens de 18 a 24 anos, a incidência relatada de infecções do trato urinário é de 0,01 por pessoa- ano (9). A incidência de infecções do trato urinário diminui na meia-idade, mas aumenta nos idosos (10-12).

Mais de 10% das mulheres com mais de 65 anos relataram ter tido uma ITU nos últimos 12 meses (11). Este número chega a quase 30% entre as mulheres com mais de 85 anos (12).

Num grande estudo de coorte prospectivo de mulheres pós-menopáusicas residentes na comunidade, a incidência de ITU foi de 0,07 por pessoa-ano e 0,12 por pessoa-ano entre mulheres idosas com diabetes (10).

Para homens de 65 a 74 anos, a incidência de ITU é estimada em 0,05 por pessoa-ano (9).

Em homens e mulheres com mais de 85 anos, a incidência de infecções do trato urinário aumenta significativamente. Um pequeno estudo de coorte nesta faixa etária descobriu que a incidência de ITU em mulheres era de 0,13 por pessoa-ano e de 0,08 por pessoa-ano em homens (13).

Em nosso estudo, a média de idade foi de 75,6 ± 6,5 anos (65 a 97 anos) e a faixa etária mais acometida foi a de adultos com idade entre 65 e 80 anos. Notamos predominância feminina (52,6%).

1.2. Incidência de bacteriúria assintomática em idosos

BAS é mais comum em adultos mais velhos do que em adultos mais jovens. A prevalência aumenta significativamente com a idade, tanto em homens como em mulheres. Em mulheres mais jovens, a prevalência estimada de BAS é de 1–5%, aumentando para aproximadamente 6–16% em mulheres com mais de 65 anos (2,14,15). Entre as mulheres com mais de 80 anos que vivem numa comunidade, a incidência é estimada em quase 20% (16).

Em ambientes de cuidados de longa duração, a prevalência é ainda maior, com estimativas entre as mulheres variando entre 25 e 50% (3).

Em homens jovens ambulatoriais, a BAS é rara, com taxas de prevalência relatadas entre 0 e 1,5% (17); contudo, em homens com mais de 80 anos de idade, estima-se que a prevalência aumente para quase 10% (16).

Entre os homens idosos que residem em instituições de cuidados de longa duração, a prevalência de BAS aproxima-se da das mulheres, variando de 15 a 35% (3).

O uso de cateteres urinários predispõe homens e mulheres à SBA . O risco em idosos cateterizados varia de 3 a 10% por dia de cateterismo, chegando a 100% em adultos com cateteres de demora crônicos (14,18).

2. FATORES DE RISCO ASSOCIADOS A INFECÇÕES DO TRATO URINÁRIO EM IDOSOS

Os fatores de risco para o desenvolvimento de uma ITU sintomática na população idosa são diferentes daqueles em mulheres mais jovens. Alterações na função imunológica associadas à idade, exposição a patógenos nosocomiais e um número crescente de comorbidades colocam os idosos em maior risco de desenvolver infecção (19).

2.1. Idosos que vivem na comunidade

Vários fatores de risco associados a ITUs em mulheres na pós-menopausa foram identificados, muitos dos quais são semelhantes aos de mulheres sexualmente ativas mais jovens. O preditor mais consistente e mais forte em todas as faixas etárias é ter histórico de infecção do trato urinário (10,20,21). Num estudo, mulheres na pós-menopausa que tiveram uma ITU anterior tinham quatro vezes mais probabilidade de desenvolver uma infecção subsequente do que mulheres sem diagnóstico prévio (20). Em mulheres que tiveram mais de seis ITUs durante a vida, o risco de desenvolver uma ITU subsequente é mais de sete vezes maior do que em mulheres sem histórico de ITU (10). O diagnóstico de uma ITU, particularmente antes dos 15 anos, também demonstrou aumentar o risco em mulheres na pós-menopausa, sugerindo que factores genéticos podem predispor algumas mulheres a infecções recorrentes (21).

2.2. Atividade sexual

A relação entre atividade sexual e ITUs está bem estabelecida em mulheres mais jovens, embora a associação em mulheres na pós-menopausa não seja tão clara. Durante a relação sexual, as bactérias vaginais ganham acesso ao trato urinário colonizando a mucosa periuretral e ascendendo à bexiga através da uretra (22).

Um estudo de coorte de 2008 realizado por Moore et al. relataram um risco aumentado de desenvolver uma ITU entre mulheres na pós-menopausa que relataram ter tido relações sexuais 2 dias antes do início dos sintomas (taxa de risco: 3,42; IC 95%: 1,49 a 7, 80). Este risco aumentado de infecção do trato urinário não foi demonstrado em mulheres que relataram relações sexuais 1 dia antes (taxa de risco: 1,01; IC 95%: 0,30 a 3,37) ou > 2 dias antes (taxa de risco: 0,95; IC 95%: 0,52 a 1,72).), tornando obscuro o significado clínico deste achado (23). Embora até 65% das mulheres na pós-menopausa relatem ser sexualmente ativas (24), a maioria dos estudos não encontrou consistentemente que a relação sexual seja um preditor significativo de ITU nesta população (10,21,23) .

2.3. Obstrução do trato urinário

Um dos fatores que favorecem a infecção do trato urinário é a obstrução do trato urinário, permitindo a adesão das bactérias às células uroteliais. Assim, a colonização do períneo, vagina e mucosa uretral por cepas uropatogênicas constitui um reservatório de germes responsáveis pela cistite (17,18).

2.4. Retenção urinária

A retenção urinária e a urina residual pós-miccional elevada (PMR) foram postuladas como um fator de risco para ITU em idosos. Nos homens, o aumento da próstata que causa obstrução do fluxo urinário normal resulta em PROM elevado. Acredita-se que a PROM elevada e a estase urinária resultante de obstrução crônica sejam fatores importantes para o desenvolvimento de ITUs e BAS em homens idosos; no entanto, os estudos que avaliam a associação nesta população são limitados. Nas mulheres, a associação entre PROM elevada e ITU foi examinada mais detalhadamente, embora os dados de vários estudos tenham produzido resultados conflitantes. Um estudo de coorte de 2011 com mulheres na pós-menopausa não descobriu que uma PROM elevada (>200 ml) aumentasse o risco de ITU num ano numa análise multivariada, embora uma PROM >200 ml tenha sido associada a sintomas urinários mais frequentes (25).

2.5. Idosos institucionalizados

Os adultos institucionalizados apresentam deficiências funcionais, taxas mais elevadas de déficits cognitivos e um maior número de comorbidades médicas do que os idosos residentes na comunidade. Todas essas características predispõem essa população a maiores taxas de BAS e IU (26). Os fatores de risco mais importantes associados às ITUs em idosos institucionalizados são a presença de cateter urinário e, como em idosos residentes na comunidade, história de ITU (3,13,27). Comorbidades médicas, como acidente vascular cerebral e demência, que podem predispor os indivíduos à incontinência intestinal e vesical, têm sido associadas a ITUs sintomáticas e BAS persistente nesta população (13,26). Outros fatores preditivos incluem incapacidade nas atividades da vida diária e história de incontinência urinária (13). Semelhante às mulheres da comunidade, o PROM elevado não foi associado a ITUs entre residentes de lares de idosos (28). A BAS , que é mais comum em residentes de lares de idosos e adultos cateterizados, foi associada a um risco aumentado de ITU sintomática em alguns estudos (10,29).

2.6. História pessoal

O diabetes é um fator que contribui para a infecção urinária. O diabetes expõe você à ocorrência de infecção urinária através de resíduos na bexiga causados por neuropatia periférica. A presença de açúcar na urina promove a proliferação bacteriana e altera a função polinuclear. A caquexia e a desnutrição protéico -energética reduzem a resposta linfocitária, bem como o nível de IgA secretora (34).

Na literatura, as infecções urinárias são favorecidas pela idade com distúrbios da motilidade da bexiga, desidratação, falta de higiene e redução das defesas imunológicas (35). Mas não houve relação significativa entre a ocorrência de infecção urinária e a idade.

Em nosso estudo, a história pessoal foi observada em 312 casos (81,7%) dominados por diabetes (50,5%), hipertensão arterial (45%) e acidente vascular cerebral (9,4%). Os antecedentes nefrourológicos mais frequentes foram pielonefrite aguda (23,8%) e urolitíase (14,7%).

3. DIAGNÓSTICO DE INFECÇÕES URINÁRIAS EM IDOSOS

Infecções do trato urinário em mulheres idosas saudáveis, sem cateteres urinários ou anomalias do trato geniturinário, são consideradas de risco para complicações (30). O diagnóstico não segue o mesmo algoritmo utilizado em pacientes mais jovens, sendo necessária a presença de sintomas geniturinários e urocultura positiva. Os sintomas urinários comuns sugestivos de cistite incluem urgência, frequência urinária, disúria e sensibilidade suprapúbica. No entanto, as mulheres na pós-menopausa também podem apresentar sintomas generalizados inespecíficos, como dor abdominal inferior, dor nas costas, calafrios e prisão de ventre (24).

Tal como acontece com outras populações, o diagnóstico de ITU sintomática em residentes de lares de idosos requer a presença de sintomas geniturinários no contexto de uma cultura de urina positiva. Em idosos com função cognitiva intacta, o diagnóstico de ITU sintomática é relativamente simples. No entanto, os residentes de lares de idosos sofrem frequentemente de défices cognitivos significativos, prejudicando a sua capacidade de comunicação, e de sintomas geniturinários crónicos (por exemplo, incontinência, urgência e frequência urinária), que tornam o diagnóstico de ITU sintomático neste grupo particularmente difícil. Além disso, quando infectados, os residentes de lares de idosos têm maior probabilidade de apresentar sintomas inespecíficos, como anorexia, confusão e declínio do estado funcional (33). A febre pode estar ausente ou reduzida (19). No contexto de sintomas atípicos, os profissionais enfrentam frequentemente o desafio de diferenciar uma ITU sintomática de outras infecções ou problemas médicos. A alta prevalência de bacteriúria e piúria nesta população muitas vezes leva ao diagnóstico de infecção do trato urinário. Embora a bacteriúria e a piúria sejam necessárias para o diagnóstico de uma ITU confirmada laboratorialmente, por si só não são suficientes para o diagnóstico de uma ITU sintomática. Até o momento, não existem critérios universalmente aceitos para o diagnóstico de ITU nesta população, tornando difícil para os médicos distinguirem ITU sintomática de outras condições na presença de sintomas novos e inespecíficos (34).

Para ajudar os médicos a diagnosticar ITUs sintomáticas, foram publicadas diversas diretrizes de consenso, padronizando as definições de ITUs sintomáticas em ambientes de cuidados de longo prazo. Em 2001, Loeb et al. propuseram um conjunto de diretrizes destinadas a auxiliar os profissionais na tomada de decisões clínicas, fornecendo recomendações sobre os critérios mínimos necessários para iniciar o tratamento com antibióticos em residentes de lares de idosos (34). Os critérios de Loeb para diagnóstico de infecções do trato urinário são apresentados na Tabela XX.

Em 2012, membros da Society for Healthcare Epidemiology of America (SHEA) reuniram-se para atualizar as diretrizes atuais. Mudanças significativas foram feitas na definição de infecções do trato urinário para residentes com e sem cateter urinário. Especificamente, as novas definições exigem uma urocultura positiva em residentes com e sem cateter urinário permanente, ou a presença de hemocultura e urocultura positivas em residentes sem sintomas localizados de infecção urinária (37).

Embora as diretrizes propostas por Loeb et al. são comumente aceitos, a aplicação desses critérios à prática clínica na população de lares de idosos é um desafio e o uso excessivo de antibióticos continua sendo um problema significativo. Um grande desafio que os médicos enfrentam ao diagnosticar ITUs é a frequência relativamente baixa de sintomas geniturinários localizados (ou seja, disúria, frequência urinária e urgência) observados em residentes de lares de idosos, muitos dos quais são elementos necessários dos critérios de Loeb (36).

A Tabela XX apresenta uma comparação de 2 definições de consenso publicadas. A precisão diagnóstica destas diretrizes ainda não foi validada.

Tabela V: Comparação dos critérios de consenso para diagnóstico de infecção sintomática do trato urinário em residentes com e sem cateter urinário de demora .

	SHEA/CDC 2012 (37) (critérios McGeer revisado)	Critérios de Loeb (34)
Sem cateter urinário permanente	Deve incluir os critérios 1 e 2: 1. Pelo menos um dos seguintes sinais ou sintomas: • Disúria aguda ou dor, inchaço ou sensibilidade dos testículos, epidídimo ou próstata ou : • Febre ou leucocitose e pelo menos um dos seguintes sintomas ou : - Dor aguda ou sensibilidade no ângulo costovertebral - Dor suprapúbica - Hematúria macroscópica - Aumento novo ou acentuado da incontinência - Aumento novo ou acentuado na urgência ou frequência • Na ausência de febre e leucocitose, pelo menos dois dos seguintes: - Dor suprapúbica - Hematúria macroscópica - Aumento novo ou acentuado da incontinência - Aumento novo ou acentuado na urgência - Aumento novo ou acentuado na frequência urinária 2. Pelo menos um dos seguintes critérios microbiológicos: • $\geq 10^{5}$ UFC/ml, não mais que duas bactérias em uma amostra de urina • $\geq 10^{2}$ UFC/ml de qualquer número de organismos em uma amostra coletada por amostragem minuciosa	Disúria aguda isoladamente ou : Febre (aumento >37,9° ou 1,5°C em relação ao valor basal) mais um dos seguintes: - Emergência nova ou agravada - Polaquiúria - Dor suprapúbica - Hematúria macroscópica - Sensibilidade do ângulo costovertebral - Incontinência urinária
Com cateter urinário permanente	Um dos seguintes critérios: - Febre, calafrios ou nova hipotensão - Alteração aguda do estado mental ou declínio funcional agudo e leucocitose - Dor suprapúbica de início recente ou	Pelo menos um dos seguintes: - Febre (aumento > 37,9° ou 1,5°C em relação ao valor basal) - Nova sensibilidade

dor ou sensibilidade no ângulo costovertebral - Descarga purulenta ao redor do cateter ou dor aguda, inchaço ou sensibilidade nos testículos, epidídimo ou próstata	costovertebral - Rigores (tremores) - Nova aparência de delírio
+ Urocultura positiva (pelo menos 10^5 UFC/ml de qualquer organismo)	

SHEA: Sociedade Americana de Epidemiclogia em Saúde.

Num estudo realizado com residentes de lares de idosos com demência avançada, a alteração do estado mental foi a razão mais comum para suspeita de ITU, representando mais de 40% dos casos; sintomas geniturinários localizados eram incomuns. A disúria foi responsável por apenas 3,8% dos casos suspeitos, a frequência urinária por 1,5% dos casos e nenhum caso suspeito de infecção urinária foi devido à urgência ou dor suprapúbica (38).

Além disso, quase 85% das suspeitas de ITU não preenchiam os critérios para iniciar o tratamento antimicrobiano; entretanto, a maioria dos casos (75%) foi tratada com antibióticos (38). Este estudo mostra que embora existam critérios para ajudar os médicos a diagnosticar e tratar ITUs, os profissionais de saúde que cuidam desta população podem hesitar em segui-los. Além disso, destaca a baixa prevalência geral de sintomas geniturinários típicos em pacientes gravemente dementes com suspeita de infecção do trato urinário (38).

Um estudo de coorte com residentes de lares de idosos tentou identificar características clínicas preditivas de bacteriúria e piúria. Embora a bacteriúria e a piúria por si só não diagnostiquem uma ITU sintomática, a sua presença significa uma resposta inflamatória do hospedeiro na presença de um patógeno microbiano, sendo ambos elementos necessários no diagnóstico de infecção urinária. As características clínicas mais comuns relatadas para suspeita de ITU nesta coorte foram uma alteração no estado mental (39%), uma mudança no comportamento (19%), uma alteração no caráter da urina, ou seja, hematúria macroscópica e alteração na cor ou odor da urina. (15,5%), febre ou calafrios (12,8%) e alteração na marcha ou queda (8,8%) (39).

Embora os cuidadores normalmente relatem uma mudança no estado mental e uma mudança no comportamento, apenas três medidas de estado mental (ou seja, períodos de percepção alterada, fala desorganizada e letargia) e uma medida de comportamento (ou seja, resistência ao cuidado) foram demonstradas. ser eficaz quando avaliado de forma confiável por cuidadores que cuidam de residentes em lares de idosos (40).

Na análise multivariada, alterações no estado mental, disúria e alterações no caráter da urina foram significativamente associadas ao desenvolvimento de bacteriúria e piúria. A disúria sozinha previu 39% dos casos de bacteriúria e piúria confirmadas; entretanto, em combinação com uma mudança no estado mental ou uma mudança no caráter da urina, a probabilidade prevista aumentou para 63% (39). Esta probabilidade prevista é superior aos critérios de Loeb, que tiveram um valor preditivo positivo de 57% para a detecção de bacteriúria mais piúria (41).

Quando todas as três características clínicas estavam presentes, a probabilidade prevista aumentou para 100%, mas todas as três características clínicas estavam presentes apenas em quatro episódios de suspeita de ITU. Isto sugere que uma combinação de sintomas inespecíficos e específicos do trato urinário (por exemplo, alteração no estado mental, alteração no caráter da urina e disúria) pode ser útil na avaliação clínica de residentes de lares de idosos com infecção do trato urinário (39,41). . Contudo, sintomas inespecíficos, quando presentes isoladamente, não demonstraram correlação com bacteriúria (42).

As quedas são comuns entre idosos e muitas vezes resultam no uso empírico de antibióticos se houver suspeita de infecção do trato urinário. Embora as quedas já tenham sido associadas a ITUs em alguns estudos, um relatório recente descobriu que 80% dos episódios de queda não estavam associados a bacteriúria mais piúria (43,44).

O diagnóstico de infecção do trato urinário continua sendo um importante dilema diagnóstico para os médicos que cuidam de idosos. Febre e sintomas urinários localizados devem ser sempre o primeiro gatilho na avaliação da ITU.

De acordo com as diretrizes infecciosas Disease Society of America, a avaliação laboratorial mínima para suspeita de ITU deve incluir exame de urina para determinar os níveis de esterase leucocitária e nitrito usando uma vareta, bem como um exame microscópico para glóbulos brancos. Se a tira reagente de urina for negativa para esterase leucocitária e nitrito em um residente de uma casa de repouso, o valor preditivo negativo é de 100% e a avaliação pode ser interrompida (45).

Se houver piúria ou presença de esterase leucocitária ou nitritos, uma cultura de urina deve ser realizada e, se positiva, a terapia antibiótica deve ser considerada se houver suspeita de infecção do trato urinário (33).

Nos critérios revistos de McGeer , o SHEA incorpora o uso de uma tira reagente de urina para esterase leucocitária e nitrito como parte da avaliação inicial de suspeita de infecção do trato urinário, consistente com as recomendações do ' Infectious Sociedade de Doenças da América (33).

4. DADOS CLÍNICOS

4.1. Sinais funcionais

Sinais e sintomas específicos de IU são mais comuns na população idosa independente e saudável (37). Esses sintomas específicos são:

❖ Temperatura $\geq$ 38,5°C ou hipotermia $\leq$ 36,5°C

❖ Disúria, polaciúria,

❖ Queimação ao urinar,

❖ Hematúria,

❖ Tensão suprapúbica,

❖ Incontinência urinária de início recente.

O paciente institucionalizado também pode apresentar sinais e sintomas específicos; entretanto, esses idosos podem apresentar apresentações atípicas de infecção (30,37-40). Esses sintomas inespecíficos ou atípicos incluem:

❖ Sonolência,

❖ Aparecimento ou agravamento da anorexia,

❖ Aparecimento ou agravamento da desorientação,

❖ Cair,

❖ Aparecimento ou agravamento da dependência,

❖ Descompensação de uma comorbidade.

Além disso, a incapacidade de comunicar com os cuidadores de pacientes mais debilitados (pacientes com AVC ou demência) e a presença de múltiplas comorbidades aumentam o desafio diagnóstico nesta população (38).

A avaliação dos pacientes que apresentam sinais atípicos deve incluir a busca de sinais ou sintomas geniturinários. Como a BAS é comum nesta faixa etária, uma urocultura positiva não é diagnóstica (40).

O trato urinário é a fonte mais comum de bacteremia em pacientes institucionalizados, com mais de 50% associada a anormalidades orgânicas/funcionais do trato urinário ou cateteres urinários de demora (41).

Pacientes com pielonefrite podem apresentar sinais consistentes com sepse (8).

Os pacientes devem ser questionados sobre condições subjacentes que possam sugerir a presença de pielonefrite complicada (42).

O exame físico deve incluir sinais vitais e avaliação de sinais e sintomas de pielonefrite aguda (37).

4.2. Formas clínicas

Em nosso estudo, a pielonefrite aguda foi a forma clínica mais observada (84,8%). Já em outros estudos a bacteriúria assintomática e a cistite foram as formas clínicas mais observadas (Tabela XXI).

Tabela XXI: Formas clínicas na literatura

Formas clínicas	Barreira (59)	Fongoro (61)	Haber (55)	Nosso estudo
Pielonefrite aguda	15%	25,6%	32,9%	84,8%

Cistite	13%	24,3%	56,7%	6,3%
Prostatite	15%	9,7%	9,4%	5%
Bacteriúria assintomática	21%	40,2%	-	-

Essa diferença pode ser explicada pelo fato de nossa população incluir principalmente pacientes hospitalizados.

Barrier (59) relatou 41% de bacteriúria assintomática. Vários estudos demonstraram que a bacteriúria é mais comum nas mulheres do que nos homens e a sua frequência aumenta com a idade em ambos os sexos. Entre 65 e 70 anos 20% das mulheres e 2-3% dos homens apresentam bacteriúria e após os 80 anos 23-50% das mulheres e 20% dos homens (47-51).

4.3. Sinais de gravidade

Os idosos, especialmente os acamados, apresentam frequentemente pielonefrite aguda, quer apresentem hipertrofia prostática ou não apresentem anomalias urológicas. Os sinais costumam ser graves: 30% da sepse em idosos é de origem urinária, principalmente em ambiente hospitalar. O diagnóstico pode não ser feito rapidamente devido à ausência de dor lombar ou comprometimento da consciência. Qualquer febre em um idoso acamado deve, entre outros exames, motivar uma urocultura . A progressão destas septicemias urinárias em pacientes idosos é muitas vezes fatal, principalmente se não pensarmos bem e se o tratamento for tardio (22).

No estudo de López -Cruz (32), choque séptico à apresentação foi encontrado em 17,4% dos pacientes e urossepsia em 57,8% dos pacientes. Não houve associação significativa entre infecção polimicrobiana e choque séptico em homens (p = 0,123).

Além disso, López -Cruz (32) observou que o sexo masculino estava associado ao choque séptico (24,29% versus 12,09% nas mulheres, p = 0,043). Esta prevalência de formas mais graves de infecções em homens foi descrita num grande estudo coreano de pacientes com sepse de diferentes unidades de saúde, onde a falência de órgãos foi considerada mais comum em homens, embora o choque séptico tenha sido semelhante em ambos os sexos (33). Além disso, outro estudo italiano mostrou que os homens apresentam choque séptico com mais frequência e são mais jovens do que as mulheres nos cuidados intensivos (34).

estudo de Ioannou (35), sepse e choque séptico foram a apresentação clínica em 47% e 3% respectivamente, o que foi semelhante a outros estudos (6,17,18).

Essas taxas foram semelhantes aos dados do nosso estudo. Notamos que um A síndrome da resposta inflamatória sistêmica (SIRS) foi o sinal de gravidade mais frequente (47,4%) e choque séptico foi observado em 1,6% dos pacientes.

Num estudo realizado em pacientes com pielonefrite aguda, foi observada bacteremia concomitante em 19,4% dos pacientes (18).

Esse percentual está próximo do encontrado em nosso estudo. Mais especificamente, a hemocultura foi positiva em 16,5% dos pacientes. *Escherichia Coli* foi o germe mais isolado (53,9%) seguido por *Klebsiella Pneumoniae* (19%).

Enquanto em outros estudos, incluindo pacientes mais velhos e mais jovens, onde foram realizadas hemoculturas em todos os pacientes, a bacteremia concomitante ficou entre 31 e 50% (17-19); No entanto, os pacientes mais velhos pareciam mais propensos a desenvolver bacteremia (17).

5. DADOS BACTERIOLÓGICOS

O organismo mais comum que causa ITUs e infecções da corrente sanguínea em comunidades e ambientes de saúde é *a Escherichia coli* , seguida por outras enterobactérias, como as espécies *Proteus mirabilis* , *Klebsiella e Providencia* . Organismos Gram-positivos, como *Staphylococcus aureus* e *Enterococcus resistentes à meticilina* , são menos comuns em geral, mas são cada vez mais observados em ambientes de cuidados de saúde e entre adultos com cateteres de demora crónicos (46,47).

Os germes envolvidos são na maioria das vezes de origem endógena e colonizam o trato urinário de forma ascendente, em vez de hematogênica. *Escherichia Coli* constitui o germe mais comum (80%) e é de origem fecal (20, 29). *Staphylococcus saprophyticus* (10 a 30%) é um germe comensal da pele e do trato genital (20). Outros bacilos gram-negativos (GNBs), como *Klebsiella* , *Proteus* , *Enterobacter* e *Pseudomonas,* são encontrados principalmente em pacientes com fatores contribuintes (imunossupressão, internação hospitalar, cateterismo, etc.) (30).

Haber e Coudert relataram bacilos gram-negativos em 88,5% e 83,6% dos casos, respectivamente (55,56). A predominância de *Escherichia coli* na urocultura foi relatada por Haber (55) e Coudert (56) com respectivamente 51,6% e 59,7% dos casos. Barrier relatou 37% de E. *coli* (59).

No estudo de López -Cruz (32), Escherichia *coli foi* a causa mais comum de infecção (60,9%). A taxa de infecção polimicrobiana foi de 11,2% e foi maior em homens do que em mulheres (6,6% vs. 17,1%, respectivamente; p = 0,035). A taxa de infecção *por Pseudomonas aeruginosa* foi de 9,3% e estatisticamente maior em homens (3,3% em mulheres versus 17,1% em homens; p = 0,003).

Em nosso estudo, das 366 culturas positivas (95,8%), *Escherichia coli* foi o germe mais isolado (57,6%). Urina contaminada foi observada em apenas um paciente (0,3%). A leucocitúria esteve presente em 358 pacientes (93,7%).

A distribuição dependente da idade de bactérias patogênicas em ITUs é outra área crucial de investigação (12). A idade foi associada à incidência de ITUs e ao fracasso do tratamento de ITU em muitos estudos observacionais, por vezes com resultados conflitantes (13-15). Portanto, saber como a incidência de ITUs varia entre as diferentes faixas etárias pode contribuir para o desenvolvimento de estratégias de prevenção direcionadas e abordagens terapêuticas personalizadas, levando em consideração características fisiológicas e imunológicas únicas de populações específicas (16,17).

Uma melhor compreensão dos factores que contribuem para o desenvolvimento e propagação de ITUs pode abrir caminho à implementação de medidas eficazes de saúde pública, incluindo campanhas educativas para aumentar a sensibilização para práticas preventivas e hábitos de higiene (18). Os esforços em toda a comunidade podem, assim, promover uma cultura de gestão pró-activa da saúde, reduzindo, em última análise, a incidência de ITUs e melhorando a qualidade de vida geral dos indivíduos em todo o mundo (2,19).

O presente estudo destaca a distribuição de patógenos bacterianos em ITUs em relação à sazonalidade, sexo e idade. As bactérias patogênicas predominantes identificadas foram *E. coli* (50,0%), *E. faecium* (15,6%), *E. faecalis* (9,6%), *K. pneumoniae* (6,8%), *P. aeruginosa* (3,5%), *A. baumannii* (2,7%), *S. agalactiae* (2,5%), *S. aureus* (2,1%) e *P. mirabilis* (1,2%). Estes resultados são consistentes com os de estudos anteriores (24-26). Outro estudo semelhante de Faine et al (27) mostrou que entre os pacientes com uroculturas positivas, 84,7% apresentavam culturas contendo Enterobacteriaceae, sendo *E. coli* (62,8%) o agente patogênico mais frequentemente isolado (27-30).

O estudo da distribuição sazonal revelou uma associação significativa entre espécies bacterianas específicas e estações específicas. Notavelmente, *E. faecium* apresentou maior prevalência na primavera e *A. baumannii* no outono (9).

Esses dados são consistentes com estudo anterior de Alrashid et al (31), que também demonstrou uma tendência sazonal, com o maior número de ITUs confirmadas em janeiro e o menor em abril.

Esta complexidade aumenta a nossa compreensão das ITUs e destaca a necessidade de considerar variações sazonais ao desenvolver estratégias diagnósticas e preventivas, conforme apoiado pelo estudo anterior de Simmering et al (8).

A análise da distribuição por sexo revelou diferenças notáveis na prevalência de patógenos bacterianos entre grupos masculinos e femininos. As infecções do trato urinário eram muito mais comuns em mulheres do que em homens devido a certas características anatômicas e fisiológicas, como uretra mais curta, proximidade da abertura uretral com o ânus, alterações durante a menopausa, gravidez e outros fatores, sendo que essa diferença aumenta com a idade (34,35).

Homens com ITUs tiveram maior suscetibilidade a infecções bacterianas Gram-positivas do que mulheres (35,9% vs. 26,9%; p = 0,004). *E. faecalis*, *S. aureus*, *P. aeruginosa* e *A. baumannii* apresentaram diferença significativa entre os sexos, sendo mais comuns no sexo masculino.

Silva et al (36) observaram maior prevalência de infecções urinárias causadas por *E. faecalis* e *P. aeruginosa* em homens do que em mulheres (8,8% para *E. faecalis* e 8,1% para *P. aeruginosa* em homens, comparado a 1,8 e 1,6% nas mulheres).

Estudo realizado por Magliano et al (37) demonstrou que *P. aeruginosa* e *E. faecalis* foram encontradas com maior frequência em homens do que em mulheres (p < 0,05).

Amna et al (38) determinaram que bactérias não-E. coli tinham maior probabilidade de infectar homens, citando o aumento da complexidade das ITUs em homens, muitas vezes atribuída ao uso frequente de cateteres (39,40).

Especificamente, *Enterococcus* e *Pseudomonas* têm sido associados a infecções associadas a cateteres do trato urinário (41,42). Esses achados destacam a complexa interação entre fatores biológicos, anatômicos e comportamentais na prevalência de ITUs.

A maior frequência de bactérias Gram-positivas em homens sugere a possibilidade de disparidades relacionadas ao sexo na imunidade ou em fatores fisiológicos que podem tornar os homens mais suscetíveis a ITUs (11,43). Os resultados destes estudos, mostrando um aumento de *S. aureus* em homens, são consistentes com a investigação de Stokes et al (44), que demonstraram uma maior prevalência de *S. aureus* em homens, particularmente em grupos de idosos com comorbilidades. Compreender as variações na prevalência bacteriana por sexo é uma promessa para intervenções direcionadas e campanhas de sensibilização adaptadas a cada grupo sexual (45).

Ao abordar os factores únicos que influenciam as ITUs em homens e mulheres, pode ser feito progresso na redução das taxas de ITU e na melhoria dos resultados globais de saúde (46).

O presente estudo sobre a distribuição etária de patógenos bacterianos revelou associações significativas entre algumas espécies e diferentes faixas etárias. O estudo descobriu que as bactérias Gram-positivas, particularmente *E. faecium* , mostraram um aumento acentuado na prevalência entre os idosos que sofrem de infecções do trato urinário. Estes resultados são consistentes com os de estudos anteriores (47,48).

As notáveis associações relacionadas à idade observadas para *E. coli* no presente estudo mostraram uma prevalência mais alta em indivíduos mais jovens com ITUs. Esses padrões de patógenos bacterianos relacionados à idade adicionam uma nova camada de complexidade à nossa compreensão das ITUs. Mudanças substanciais na prevalência bacteriana de ITUs com a idade destacam a importância de estratégias de manejo específicas para a idade que levam a melhores resultados de cuidados de saúde (49,50).

6. TRATAMENTO

As infecções do trato urinário são a indicação mais comum para prescrição de antibióticos em idosos. A escolha do antibiótico certo e a duração do tratamento com antibióticos são duas questões importantes a serem consideradas no tratamento de ITUs em idosos. Estudos anteriores demonstraram que 40% a 75% do uso de antimicrobianos é inapropriado (38,48).

O uso excessivo de antibióticos leva a consequências negativas, incluindo o desenvolvimento de organismos multirresistentes, efeitos colaterais indesejados (como infecção por Clostridium difficile) e altos custos de saúde. A diferenciação entre ITU sintomática e BAS continua a ser particularmente difícil, e o tratamento da BAS continua a ser uma razão comum para a prescrição de antimicrobianos (46).

6.1. Terapia antibiótica

A escolha do antibiótico deve ser fundamentalmente personalizada e adaptada a cada paciente idoso. A seleção deve ser considerada com base em patógenos bacterianos, taxas de resistência a antibióticos, efeitos colaterais e comorbidades do paciente. Geralmente, um antibiótico com altos níveis de excreção urinária é recomendado no tratamento de ITUs (30).

Uma vez diagnosticada uma ITU com febre, a terapia antimicrobiana empírica deve ser iniciada para prevenir a progressão para sepse ou mesmo choque séptico. A decisão de indicar um antibiótico de amplo espectro deve ser baseada na gravidade da infecção, na presença de fatores de risco conhecidos e nas taxas locais de resistência antimicrobiana. O aumento do consumo de carbapenem foi identificado como um fator na aquisição de Carbapenemase entre cepas de Enterobacteriaceae (36).

Dada a elevada frequência de resistência antimicrobiana em pacientes idosos com ITU, seria aconselhável considerar a microbiologia local e os padrões de resistência ao escolher antimicrobianos para estas infecções, como também tem sido sugerido na literatura. O desenvolvimento de protocolos locais para seleção de antimicrobianos com base em padrões locais de resistência antimicrobiana pode levar a um tratamento mais eficaz e preciso destas infecções (29).

6.1.1. Cistite

6.1.1.1. Cistite com risco de complicações

Um exame citobacteriológico deve ser realizado após uma tira de teste de urina de orientação (37).

De acordo com as recomendações tunisinas de antibioticoterapia para infecções urinárias: Se o tratamento não puder ser adiado, enquanto se espera pelo antibiograma, o tratamento probabilístico é baseado em Nitrofurantoína (100 mg

x 3/dia) ou Pivmecillinam (400 mg x 2/dia) ou fosfomicina - trometamol (3g/dia
1 dia/2 x 3 doses).

Se o tratamento puder ser adiado por 24 a 48 horas, a antibioticoterapia
inicial será adaptada ao antibiograma

 ❖ 1ª escolha: amoxicilina 1 gx 3/dia (TDT = 7 dias)

 ❖ 2ª escolha: Pivmecilinam 400 mg x 2/dia (TDT = 7 dias)

 Ou Nitrofurantoína 100 mg x 3/dia (TDT = 7 dias)

 Ou TMP-SMX (80mg/400mg) 2 comprimidos x 2/dia

 ❖ 3ª opção: fosfomicina- trometamol 3 doses de 3 g em D1 - D3 - D5

 Ou Amoxicilina -ácido clavulânico 1g*3/dia

6.1.2. Pielonefrite

6.1.2.1. Pielonefrite com risco de complicações

Referindo-se às recomendações tunisinas, a antibioticoterapia
probabilística para PNA sem sinais de gravidade é baseada em C3G parenteral (
cefotaxima 1 g x 3/dia IV ou IM e ceftriaxona 1 g/dia IV ou IM).

Para tratamento de revezamento oral após documentação bacteriológica e
em ordem de menor efeito na microbiota, podemos utilizar:

 ❖ Amoxicilina 1g x 3/dia

 ❖ Cotrimoxazol 2 comprimidos x 2/dia

 ❖ Amoxicilina-ácido clavulânico 1g x 3/dia

 ❖ Fluoroquinolona (ciprofloxacina 500mg x 2/dia)

 ❖ Cefixima 200 mg x 2/dia

 O tempo de processamento seria de 10 a 14 dias para C3G.

 A duração do tratamento é de apenas 7 dias se forem utilizados C3G
parenteral ou fluoroquinolonas de retransmissão.

6.1.2.2. Pielonefrite grave

O tratamento é baseado na combinação de C3G (Cefotaxima ou ceftriaxona) com um aminoglicosídeo (amicacina) em dosagem elevada na ausência de fatores de risco para nefrotoxicidade. Em caso de alergia à Betalactamina: combinar Amicacina + Fosfomicina ou Amicacina + Colimicina .

Observe que os FDRs para nefrotoxicidade dos aminoglicosídeos são apresentados por:

* Idade avançada > 75 anos
* Uso concomitante de outras drogas nefrotóxicas ou meios de contraste iodados
* Desidratação
* Insuficiência renal (depuração de creatinina < 60 ml/min)
* Nefropatia pré-existente ou concomitante
* Cirrose grave graus B e C de acordo com a classificação de Child- Pugh
* Tomar medicamentos que promovam hipoperfusão renal (diuréticos de alça, inibidores da enzima conversora de angiotensina ou antagonistas da angiotensina II, antiinflamatórios não esteroides).

O tempo de processamento é de 10 a 14 dias

6.1.2.3. Pielonefrite grave com ESBL FDR

Os FDRs BLSE são apresentados por:

* Uso recente de antibióticos,
* Hospitalização dentro de 3 meses ou em uma instalação de longa permanência
* A presença de um cateter permanente
* E a recente viagem a uma área endémica de ESBL
* História de colonização digestiva ou urinária por ESBL tem sido considerada por alguns autores como fator de risco.

Nestes casos, a terapia dupla recomendada seria Imipenem + Amicacina.

Para revezamento oral

❖ 1ª escolha

> Fluoroquinolonas S: ofloxacina, ciprofloxacina

> Fluoroquinolonas R e cotrimoxazol S: Cotrimoxazol

> Fluoroquinolonas R e cotrimoxazol R e amoxicilina-ácido clavulânico
S: Amoxicilina-ácido clavulânico

> Fluoroquinolonas R, Cotrimoxazol -R e amicacina S: Amicacina

❖ 2ª escolha

> Piperacilina -Tazobactam S: Piperacilina tazobactam

❖ 3ª escolha

> Ertapenem

6.1.3. IU masculina
6.1.3.1. ITU masculina sem sinais graves

A infecção do trato urinário masculino paucissintomática pode não exigir terapia antibiótica probabilística e o tratamento pode ser adiado de acordo com a documentação microbiológica. Segundo as recomendações, uma ITU masculina mal tolerada ou a presença de febre associada indica a prescrição de Cefotaxima ou ceftriaxona.

Observe que os FQs , assim como o cotrimoxazol, são as duas moléculas de escolha para o relé.

A duração mínima recomendada é:

❖ Nas formas pauci sintomáticas e sem uropatia associada: 14 dias.

❖ Na presença de uropatia de base, fator de risco associado para complicações ou no caso de uso de antibiótico diferente de fluoroquinolona ou cotrimoxazol: 21 dias.

6.1.3.2. UI masculina com sinal de gravidade

Esta infecção é considerada idêntica à PNA grave e, portanto, o tratamento seria o mesmo indicado para a PNA grave.

6.1. 3.3. Cistite recorrente

O tratamento da cistite recorrente no idoso baseia-se essencialmente em regras de higiene e alimentação, principalmente uma boa hidratação, não reter urina, não utilizar excessivamente produtos de higiene pessoal e usar roupa interior de algodão.

A profilaxia antibiótica só deve ser recomendada quando a cistite recorre, apesar da aplicação cuidadosa das medidas detalhadas acima. Permite uma redução na frequência da cistite.

Os antibióticos utilizados são o cotrimoxazol (trimetoprim- sulfametoxazol) ou fosfomicina- trometamol .

Deve-se lembrar que o objetivo da profilaxia antibiótica não é a esterilização da urina. O controle por ECBU sob profilaxia antibiótica não é então indicado.

Protocolos possíveis:

- ❖ Cistite recorrente ≥ 1 vez/mês: SMX + TMP (400/80): 1 comprimido /dia ou 1 comprimido/dia x 3 dias/semana para tomar à noite ao deitar Ou Fosfomicina- trometamol : 3g/7 – 10 dias
- ❖ Cistite pós-coito: os mesmos antibióticos devem ser tomados até 2 horas antes ou depois da relação sexual sem exceder as doses curativas: SMX+TMP (400/80): 1 comprimido ou Fosfomicina- trometamol : 3g (máximo 1 x / 7 dias).

6.1.4. Infecções urinárias em cateteres de demora

Muitos pacientes idosos frágeis necessitam de cateterismo uretral de longa duração, com aproximadamente 5% a 10% dos residentes de cuidados de longa duração a depender de cateteres crónicos para drenagem da bexiga. Atenção específica deve ser dada ao manejo de infecções do trato urinário neste grupo de pacientes. Em pacientes com cateter de demora in situ por mais de uma semana, o ideal é que o cateter uretral seja trocado antes da coleta da amostra de urina para cultura. Foi demonstrado que tal prática reduz a incidência de contaminação por biofilme do cateter. Isto também demonstrou proporcionar uma rápida defervescência e uma redução nas recidivas sintomáticas após o tratamento em pacientes com cateter uretral de longa permanência (50).

É fortemente recomendado iniciar a antibioticoterapia probabilística dentro de uma hora após o diagnóstico de sepse grave.

É fortemente recomendado iniciar a antibioticoterapia probabilística dentro de 12 horas após o diagnóstico de infecção parenquimatosa (pielonefrite, prostatite, orquiepididimite).

Em outras situações, na ausência de comorbidade que favoreça infecções graves ou situação de risco, é fortemente recomendado adiar a antibioticoterapia para adaptá-la aos resultados do ECBU (51).

No entanto, a duração ideal do tratamento antimicrobiano não foi avaliada, embora geralmente varie entre 5 e 21 dias, dependendo da espécie bacteriana, das comorbidades do paciente e da resposta do paciente após o início do tratamento. O tratamento antibiótico supressivo de longo prazo em pacientes com cateter uretral de longo prazo não é recomendado porque a urina cateterizada não pode ser esterilizada permanentemente (50).

6.2. Terapia antibiótica abreviada em infecções urinárias

6.2.1. Cistite com risco de complicações

Não há novidades na literatura em relação à duração do tratamento da cistite com risco de complicações. O tratamento antibiótico recomendado é o seguinte (51):

* ❖ Trimetoprim/ sulfametoxazol : 5 dias
* ❖ Outras moléculas (exceto fluoroquinolonas que são contraindicadas neste caso): 7 dias

6.2.2 . Pielonefrite aguda

Uma meta-análise de 2020 da Sociedade Italiana de Medicina Interna (52), centrada na duração ideal do tratamento antibiótico para ANP não complicada, concluiu que tratamentos curtos (7 dias ou menos) foram tão eficazes como tratamentos mais longos (7 a 14 dias).) ao usar FQs ou C3G. Para trimetoprim/ sulfametoxazol (TMP/SMX), continua recomendado um tratamento de 14 dias.

Um estudo observacional multicêntrico realizado na Inglaterra entre 2010 e 2016 (53), incluindo 272 mulheres com *E. coli ANP*, mostrou que um tratamento de 7 dias com Ciprofloxacina foi tão eficaz quanto um tratamento de 7 dias com TMP/SMX, sugerindo assim a redução a duração habitual do tratamento com TMP/SMX de 14 a 7 dias.

Um estudo francês prospectivo, multicêntrico, aberto e randomizado (54), incluindo 100 casos de ANP não complicado, comparou um tratamento de 5 dias com fluoroquinolonas (Ofloxacina ou Levofloxacina) com um tratamento de 10 dias, e concluiu que havia equivalência em termos de recuperação e risco de recorrência.

6.2.3. Infecção do trato urinário masculino

O conceito de "cistite em homens" parece surgir e distinguir-se dos quadros de prostatite. Um estudo retrospectivo inglês (55) relata que 20% dos homens idosos com infecção do trato urinário (ITU) recebem tratamento antibiótico por menos de 7 dias, sugerindo que alguns médicos já estão optando por tratamentos curtos em uma população masculina alvo.

Uma análise de coorte retrospectiva, baseada em um banco de dados multicêntrico de 573 casos de ITU do sexo masculino tratados ambulatorialmente (56), avaliou o impacto das escolhas de antibióticos e sua duração no risco de recorrência. Este estudo sugere que após exclusão de pacientes com fatores complicadores (infecção parenquimatosa, sinais de prostatite, PNA, anomalias da árvore urinária, uropatia, hiperplasia prostática benigna, litíase ou imunossupressão), uma duração de tratamento de 7 dias é suficiente e não está associada a um risco maior de recorrência do que tratamentos mais longos.

Uma grande análise inglesa de uma coorte retrospectiva de ITUs em homens com mais de 65 anos (n = 33.745) comparou os resultados em diferentes durações de tratamento com antibióticos, variando de 3 a 14 dias (57). As conclusões indicam menor toxicidade de tratamentos curtos com aumento do risco de recorrência considerado "aceitável" (1 recorrência a cada 150 infecções).

Finalmente, um estudo retrospectivo de uma coorte de 21.864 pacientes realizado na Dinamarca (58) concluiu que um tratamento de 5 dias com pivmecilinam (400 mg 3 vezes ao dia) é tão eficaz quanto um tratamento de 7 dias na prevenção do risco de recorrência no tratamento de ITU de baixa intensidade adquirida na comunidade (" tipo cistite ") causada por *E. coli* em homens com mais de 70 anos de idade.

7. DESENVOLVIMENTO DESFAVORÁVEL

estudo de Ioannou (35), 26,2% dos sobreviventes foram readmitidos no hospital nos 3 meses seguintes. López -Cruz (32) relatou 3 casos de recaída após 10 dias.

Em nossos pacientes, foi encontrada evolução desfavorável em 81 pacientes (21,2%) e a mortalidade foi de 3,1%.

Em pacientes com mais de 65 anos, Ackermann (63) relatou uma taxa de mortalidade de 17% e Ioannou (35) uma mortalidade de 17,6%.

Em outro estudo, Meyers (64) relatou uma taxa de mortalidade de 30% em pacientes idosos quando a fonte da bacteremia era o trato geniturinário.

A taxa de mortalidade relativamente mais elevada nestes estudos pode ser explicada em parte pela idade mais avançada dos seus pacientes e pela maior percentagem de doenças subjacentes que demonstraram ser um factor de risco importante noutros estudos (35, 63, 65).

Alguns estudos demonstraram que a idade avançada está associada ao aumento da mortalidade. A frequência e a gravidade das doenças subjacentes aumentam com a idade. Comparando a influência da idade e das doenças de base em pacientes bacterêmicos na mortalidade, a idade não foi considerada um fator independente de mau prognóstico. A interação entre idade avançada e doenças de base poderia alterar o estado funcional, refletindo na redução da reserva fisiológica. Este pode ser um importante fator de risco para mortalidade em pacientes idosos gravemente enfermos (63-67).

8. PREVENÇÃO DE INFECÇÕES DO TRATO URINÁRIO

A prevenção de ITUs em idosos é uma questão importante, uma vez que o uso excessivo de antibióticos nesta população continua elevado. Embora muitos estudos tenham se concentrado na prevenção de ITUs sintomáticas, a prevenção de BAS também pode levar à diminuição do uso de antibióticos, particularmente em lares de idosos.

8.1. Idosos na comunidade e institucionalizados

Estratégias para prevenir ITUs recorrentes em mulheres na pós-menopausa têm sido estudadas e incluem o uso de profilaxia antibiótica e terapias não antimicrobianas, como terapia de reposição de estrogênio e formulações de cranberry. Acredita-se que o estrogênio desempenhe um papel importante na manutenção do pH vaginal baixo em mulheres na pré-menopausa. À medida que os níveis de estrogénio diminuem nas mulheres pós-menopáusicas, a flora vaginal altera-se e os lactobacilos, a flora predominante nas mulheres mais jovens, estão frequentemente ausentes. Isto leva a um aumento do pH vaginal e promove a colonização da vagina por uropatógenos , como *a E. coli* (50). A reposição intravaginal de estrogênio demonstrou, em alguns pequenos estudos, reduzir a recorrência de ITUs em mulheres na pós-menopausa (51,52), embora este não seja o caso com estrogênios orais (20,53). Uma revisão recente da Cochrane concluiu que os estrogénios vaginais têm benefícios potenciais em mulheres pós-menopáusicas com ITUs recorrentes e sintomas de atrofia vaginal, embora as evidências que apoiam esta recomendação sejam limitadas (54).

Uma formulação oral de lactobacilos foi testada como estratégia de prevenção em mulheres na pós-menopausa com infecção recorrente do trato urinário. A hipótese era que os lactobacilos orais poderiam repovoar a vagina com a flora vaginal pré-menopausa, prevenindo assim infecções do trato urinário. No entanto, um ensaio clínico randomizado que avaliou a eficácia dos lactobacilos orais descobriu que os lactobacilos orais eram inferiores aos antibióticos na prevenção de ITUs recorrentes. Além disso, não encontraram vestígios de lactobacilos nos esfregaços vaginais, sugerindo que o tratamento não restaurou os lactobacilos na flora vaginal. No entanto, encontraram uma elevada taxa de isolados resistentes a antibióticos (>95%) após 1 mês em mulheres que tomavam antibióticos orais (55). Foi demonstrado que os lactobacilos intravaginais em mulheres na pré-menopausa aumentam a colonização vaginal dos lactobacilos e reduzem a taxa de infecções recorrentes do trato urinário em quase 50% (risco relativo: 0,5; IC 95%: 0,2 -1,2), mas esses resultados não foram estatisticamente significativos. O efeito dos lactobacilos intravaginais em mulheres na pós-menopausa é desconhecido e merece estudos mais aprofundados (56).

As formulações de cranberry são outro tratamento não antimicrobiano usado para a prevenção de ITUs em idosos. A proantocianidina de cranberry (PAC) é o ingrediente ativo do cranberry que inibe a adesão de E. *coli. coli* P-fimbriado para células uroepiteliais (57). Um estudo de Avorn et al. demonstraram que entre mulheres que vivem em lares de idosos e instalações de vida assistida, 10 onças (300 ml) de coquetel de suco de cranberry reduziram a bacteriúria e a piúria após 6 meses de acompanhamento (58). Uma limitação importante deste estudo foi que os participantes no braço placebo do ensaio tiveram uma taxa mais elevada de ITUs anteriores (59). Este estudo concluiu que 10 onças de coquetel de suco de cranberry, que contém 36 mg de PAC, podem ser eficazes na redução da bacteriúria e da piúria. No entanto, estudos subsequentes com adultos mais velhos que usaram produtos de cranberry (por exemplo, suco, cápsulas ou comprimidos) produziram resultados conflitantes. Portanto, há poucas evidências que sugiram o uso de produtos de cranberry na prevenção de ITUs sintomáticas (60). Duas limitações principais dos estudos publicados sobre produtos de cranberry são que os adultos mais velhos não conseguiram ingerir a quantidade necessária de coquetel de suco de cranberry; ou as cápsulas/comprimidos não contêm os 36 mg de PAC necessários para demonstrar o benefício potencial. Estudos futuros devem testar produtos de cranberry contendo pelo menos 36 mg de PAC para determinar se são eficazes na prevenção de bacteriúria, piúria e infecções do trato urinário em idosos.

8.2. Pacientes cateterizados

A bacteriúria associada a cateter é a infecção mais comum em hospitais e instituições de longa permanência (31,61). O desenvolvimento de estratégias de prevenção, incluindo a inserção asséptica de cateteres urinários, minimizando o uso de cateteres e minimizando a duração do uso de cateteres, levou a uma diminuição na incidência de ITUs associadas a cateteres (18).

Em adultos que necessitam de cateterismo, o uso de cateteres revestidos com antimicrobianos pode retardar a colonização bacteriana e, assim, diminuir a incidência de infecções do trato urinário associadas a cateteres. Um ensaio clínico randomizado publicado recentemente avaliou o uso de dois cateteres revestidos com antibióticos (cateter revestido com liga de prata e cateter impregnado com nitrofural) para reduzir a incidência de infecções sintomáticas do trato urinário associadas a cateteres em pacientes que necessitam do uso de um cateter de curto prazo. . Nenhum benefício foi observado com nenhum dos cateteres na prevenção de infecções sintomáticas do trato urinário. Entretanto, o uso do cateter impregnado com nitrofural reduziu a incidência de bacteriúria. Esta descoberta pode ter implicações importantes, uma vez que o uso excessivo de antibióticos para tratar a SBA continua a ser um problema significativo (62).

O cuidado adequado com o cateter para evitar lesões mecânicas genito - uretrais desnecessárias associadas ao cateter e a identificação precoce da obstrução do cateter ajudam a reduzir o risco de infecção do trato urinário e subsequentes possíveis infecções sistêmicas (68).

Foi relatado que cateteres revestidos com antimicrobianos podem diminuir ligeiramente o risco de infecção do trato urinário associada ao cateter, mas estão associados à remoção mais frequente do cateter, ao desconforto do cateter e ao custo mais elevado (69).

Cateteres de demora crônicos não devem ser trocados com muita frequência. Trocas adicionais além das substituições de rotina só são necessárias se ocorrer obstrução ou infecção urinária sintomática após o início da terapia antimicrobiana (70).

A profilaxia antibiótica sistêmica em pacientes com cateteres urinários de longa permanência não reduz as taxas de bacteriúria, infecção urinária associada ao cateter ou morte e não deve ser recomendada (71).

Ao encontrar pacientes com cateteres crônicos, os médicos devem sempre questionar por que um cateter urinário de longa permanência foi inserido e reavaliar regularmente para reconsiderar se isso ainda é necessário e se um ensaio sem cateter pode ser realizado com segurança (72).

Esta reavaliação pode ser útil especialmente para pacientes hospitalizados para evitar cateteres urinários além do tempo necessário esperado (73).

9. LIMITAÇÕES E PONTOS FORTES DO PRESENTE ESTUDO

⬇ **Pontos fortes:**

❖ **Relevância clínica:**

A infecção urinária em idosos é um importante problema de saúde pública devido à frequência desta patologia e ao aumento da vulnerabilidade desta população. O estudo das suas particularidades clínicas e terapêuticas terá um impacto significativo na gestão e melhoria dos cuidados.

❖ **Especificidade da população:**

Ao focar nos idosos, a tese aborda uma população muitas vezes pouco estudada na investigação médica, o que ajuda a preencher lacunas importantes no conhecimento atual na ausência de recomendações para esta faixa etária.

❖ **Contribuição para a prática médica:**

Os resultados da tese ajudam a fornecer recomendações práticas para os médicos, melhorar os protocolos de tratamento e reduzir potencialmente as taxas de morbidade e mortalidade relacionadas às ITUs em adultos mais velhos.

❖ **Abordagem multidisciplinar:**

Esta tese ajuda a mostrar a integração de aspectos de geriatria, microbiologia, farmacologia e enfermagem, proporcionando assim uma perspectiva holística no manejo de infecções urinárias em idosos.

❖ **Tamanho da amostra:**

A tese utiliza um grande tamanho de amostra, o que fortalece a confiabilidade e validade dos resultados. Uma amostra grande permite uma melhor generalização das conclusões para toda a população idosa e aumenta a robustez estatística das análises.

🞣 **Limites**

❖ **Variabilidade de casos:**

Os idosos apresentam frequentemente comorbidades e estados de saúde variados, o que pode dificultar a generalização dos resultados da tese para toda a população idosa.

❖ Complexidade dos Tratamentos:

Os tratamentos para ITUs em idosos podem ser complicados por fatores como polifarmácia e resistência a antibióticos, tornando as recomendações de tratamento mais complexas.

❖ **Viés de seleção:**

Pode haver viés de seleção porque os sujeitos estudados provêm de ambientes hospitalares e frequentaram ambientes de cuidados, o que pode não refletir a situação dos idosos que vivem de forma independente.

10. RECOMENDAÇÕES

⁜ Recomendações clínicas:

❖ 1. Diagnóstico e monitoramento precoce:

Estabelecer protocolos de diagnóstico precoce para detectar rapidamente infecções urinárias em idosos, principalmente aqueles que frequentaram serviços de saúde ou apresentam comorbidades.

❖ 2. Suporte personalizado:

Adaptar os tratamentos de acordo com as particularidades clínicas dos pacientes idosos, tendo em conta comorbilidades, polifarmácia e possível resistência aos antibióticos.

❖ 3. Uso razoável de antibióticos:

Promover o uso racional de antibióticos para evitar o desenvolvimento de resistências. Recomendar tratamentos baseados em uroculturas e antibiogramas para prescrição direcionada.

❖ 4. Hidratação e higiene:

Incentivar uma boa hidratação e medidas de higiene adequadas para prevenir infecções urinárias. Conscientizar pacientes e cuidadores sobre a importância dessas medidas preventivas.

⁜ Recomendações terapêuticas:

❖ 1. Escolha de antibióticos:

Selecione antibióticos apropriados para perfis de resistência comuns em idosos. Prefira tratamentos com bom perfil de tolerância e baixo risco de interações medicamentosas.

❖ 2. Monitoramento e reavaliação:

Realizar monitoramento e reavaliação regulares dos pacientes em tratamento para ajustar as prescrições com base no progresso clínico e nos resultados dos exames laboratoriais.

❖ **3. Profilaxia:**

Considere medidas profiláticas para pacientes com ITUs recorrentes, como antibióticos profiláticos em baixas doses ou uso de métodos não antibióticos.

➕ **Recomendações Institucionais:**

❖ **1. Formação do pessoal de enfermagem:**

Treinar o pessoal de saúde para reconhecer os sinais e sintomas atípicos das infecções do trato urinário nos idosos e para gerir adequadamente estas infecções.

❖ **2. Protocolos padronizados:**

Desenvolver e implementar protocolos de gestão padronizados para infecções urinárias em idosos, com base nas mais recentes evidências científicas e recomendações de melhores práticas.

❖ **3. Pesquisa continuada:**

Incentivar a continuação da investigação sobre infecções urinárias nos idosos para melhorar o conhecimento e refinar as recomendações clínicas e terapêuticas.

Ao aplicar estas recomendações, podemos esperar um melhor manejo das infecções urinárias nos idosos, reduzindo assim a morbidade associada e melhorando a qualidade de vida desta população.

CONCLUSÃO

A infecção do trato urinário ocupa o segundo lugar em termos de incidência em idosos, depois das infecções das vias aéreas.

As infecções do trato urinário são as principais causas de bacteremia, necessidade de tratamento antimicrobiano sistêmico, hospitalização, redução do estado funcional, sepse e até morte em pacientes idosos frágeis.

No âmbito do estudo desta patologia em doentes idosos e para melhor fundamentar estas particularidades, realizámos um estudo com os objetivos de:

- ❖ Estudar as características epidemiológicas, clínicas e paraclínicas da infecção urinária em idosos
- ❖ Detalhar o manejo terapêutico desta entidade clínica.

Para isso, realizamos um estudo descritivo retrospectivo com foco em pacientes idosos internados por infecção urinária no departamento de doenças infecciosas do Hospital Universitário Hédi Chaker em Sfax entre janeiro de 2010 e dezembro de 2022.

Durante os 13 anos de estudo, coletamos 382 casos de pacientes com idade superior a 65 anos que foram acompanhados por infecção urinária com frequência média anual de 29,4 casos/ano (de 19 a 45 casos/ano).

A idade média dos nossos pacientes foi de $75,6 \pm 6,5$ anos (de 65 a 97 anos) e a faixa etária mais acometida foi a de adultos com idade entre 65 e 80 anos.

Observou-se uma predominância feminina (52,6%) com uma relação sexo masculino/feminino igual a 0,9.

As 382 infecções urinárias confirmadas foram classificadas como adquiridas na comunidade em 351 casos (91,9%) e nosocomiais nos 31 casos restantes (8,1%).

Para os casos de origem nosocomial, a infecção apareceu principalmente durante a internação em enfermaria (64,5%).

A pielonefrite aguda foi a forma clínica mais observada (84,8%).

A síndrome da resposta inflamatória sistêmica (SIRS) foi o sinal de gravidade mais frequente (47,4%).

Dos nossos pacientes, 81,2% ficaram internados com duração média de 8 dias (de 1 dia a 2 meses).

Escherichia *coli* foi o germe mais isolado (62,8%) .

Os organismos mais comuns encontrados nos casos de ITU nosocomial foram *Klebsiella pneumoniae* (n=12; 38,7%).

Para as cepas de Enterobacteriaceae testadas, encontramos sensibilidade ao imipenem de 94,6% e à amicacina de 92%.

Em comparação com as infecções comunitárias, as infecções nosocomiais foram significativamente devidas a germes multirresistentes (77,4%).

A antibioticoterapia empírica foi iniciada em 68,8% dos pacientes e a antibioticoterapia documentada em 30,1% dos pacientes.

A antibioticoterapia empírica foi então adaptada de acordo com os resultados do antibiograma e a duração média da antibioticoterapia foi de 16 ± 9 dias com extremos de 1 a 36 dias.

A drenagem radioguiada foi realizada em 1,8% dos pacientes e o tratamento cirúrgico foi realizado em 4,2% dos pacientes.

Observou-se evolução favorável em 75,6% dos pacientes, com tempo médio até apirexia de $2,1 \pm 1,9$ dias (de 1 a 20 dias).

Foi encontrada evolução desfavorável em 21,2% dos pacientes e a mortalidade foi de 3,1%.

Infecções do trato urinário e BAS são muito comuns em idosos. O uso excessivo de antibióticos para BAS continua a ser um problema significativo, particularmente em ambientes de cuidados de longa duração.

Um grande desafio enfrentado pelos médicos é distinguir ITUs sintomáticas de BAS.

BIBLIOGRAFIA

1. Zeng G, Zhu W, Lam W, Bayramgil A. Tratamento de infecções do trato urinário em idosos e frágeis. Mundial J Urol . 2020; 38(11):2709-20.

2. Organização Mundial da Saúde. Envelhecimento e saúde. OMS, Genebra; 2022.

3. Teytaud M, Faraggi L. Infecções urinárias em idosos: do diagnóstico ao uso adequado de antibióticos. O Farmacêutico e Clínico Hospitalar. 2017; 52(1):e21.

4. Caron F, Galperine T, Flateau C, Azria R, Bonacorsi S, Bruyère F, et al. Diretrizes práticas para o manejo de infecções do trato urinário adquiridas na comunidade em adultos. Med Mal Infect. 2018; 48(5):327–58.

5. Pavese P. Infecções urinárias nosocomiais : definição, diagnóstico, fisiopatologia, prevenção, tratamento. Med Mal Infectar 2003; 33:266-74.

6. Fried LP, Tangen CM, Walston J, Newman AB, Hirsch C, Gottdiener J, et al. Fragilidade em idosos: evidências de um fenótipo. J Gerontol A Biol Sci Med Sci. 2001;56(3):146-56.

7. Cantor M, Deutschman CS, Seymour CW, Shankar-Hari M, Annane D, Bauer M, et al. As definições do terceiro consenso internacional para sepse e choque séptico (Sepsis-3). JAMA. 2016;315(8):801-10.

8. Kellum JA, Lameire N, Aspelin P, Barsoum RS, Burdmann EA, Goldstein SL, et al. Doença renal: melhorando os resultados globais (KDIGO) grupo de trabalho sobre lesão renal aguda. Diretriz de prática clínica KDIGO para lesão renal aguda. Suplementos internacionais para rins. 2012;2(1):1-138.

9. Stevens PE, Ahmed SB, Carrero JJ, Foster B, Francis A, Hall RK, et al. Diretriz de Prática Clínica KDIGO 2024 para Avaliação e Tratamento da Doença Renal Crônica. Rim Internacional. 2024;105(4):117-314.

10. Jackson SL, Boyko EJ, Scholes D, Abraham L, Gupta K, Fihn SD. Preditores de infecção do trato urinário após a menopausa: um estudo prospectivo. Sou J Med. 2004;117(12):903–911.

11. Foxman B, Barlow R, D'arcy H, Gillespie B, Sobel JD. Infecção do trato urinário: incidência autorreferida e custos associados. Ann Epidemiol. 2000;10(8):509–515.

12. Eriksson I, Gustafson Y, Fagerstrom L, Olofsson B. Prevalência e fatores associados a infecções do trato urinário (ITUs) em mulheres muito idosas. Arco Gerontol Geriatra . 2010;50(2):132–135.

13. Caljouw MA, Den Elzen WP, Cools HJ, Gussekloo J. Fatores preditivos de infecções do trato urinário entre os idosos mais velhos na população em geral. Um estudo de acompanhamento prospectivo de base populacional. BMC Med. 2011;9:57 .

14. Juthani -Mehta M. Bacteriúria assintomática e infecção do trato urinário em idosos. Clin Geriatr Med. 2007;23(3):585–594. vii.

15. Nicolle LE. Bacteriúria assintomática em idosos. Infectar Dis Clin North Am 1997;11(3):647–662.

16. Rodhe N, Molstad S, Englund L, Svardsudd K. Bacteriúria assintomática em uma população de idosos residentes que vivem em ambiente comunitário: prevalência, características e fatores associados. Prática Familiar . 2006;23(3):303–307.

17. Nicolle LE. Bacteriúria assintomática: quando rastrear e quando tratar. Infectar Dis Clin North Am 2003;17(2):367–394.

18. Gould CV, Umscheid CA, Agarwal RK, Kuntz G, Pegues DA. Orientação C de Práticas de Controle de Infecção em Cuidados de Saúde para prevenção de infecções do trato urinário associadas a cateteres 2009. Infect Control Hosp Epidemiol. 2010;31(4):319–326.

19. Juthani -Mehta M, Quagliarello VJ. Doenças infecciosas no ambiente de lares de idosos: desafios e oportunidades para investigação clínica. Clin Infect Dis. 2010; 51(8):931–936.

20. Hu KK, Boyko EJ, Scholes D, et al. Fatores de risco para infecções do trato urinário em mulheres na pós-menopausa. Arquiestagiário Med. 2004;164(9):989–993.

21. Raz R, Gennesin Y, Wasser J, et al. Infecções recorrentes do trato urinário em mulheres na pós-menopausa. Clin Infect Dis. 2000;30(1):152–156.

22. Hooton™. Prática clínica Infecção urinária não complicada. N Engl J Med. 2012;366(11):1028–1037.

23. Moore EE, Hawes SE, Scholes D, Boyko EJ, Hughes JP, Fihn SD. Relações sexuais e risco de infecção sintomática do trato urinário em mulheres na pós-menopausa. J Gen Estagiário Med. 2008;23(5):595–599.

24. Arinzon Z, Shabat S, Peisakh A, Berner Y. A apresentação clínica da infecção do trato urinário (ITU) difere com o envelhecimento nas mulheres. Arco Gerontol Geriatra . 2012;55(1):145–147.

25. Huang AJ, Brown JS, Boyko EJ, et al. Significado clínico do volume residual pós-miccional em mulheres ambulatoriais mais velhas. J Am Geriatra Soc . 2011;59(8):1452–1458.

26. Eberle CM, Winsemius D, Garibaldi RA. Fatores de risco e consequências da bacteriúria em residentes de asilos não cateterizados. J Gerontol . 1993;48(6):M266–M271.

27. Smith PW, Bennett G, Bradley S, et al. Diretriz SHEA/APIC Prevenção e controle de infecções em instituições de cuidados de longa permanência. Sou J Controle de Infecções. 2008;36(7):504–535.

28. Omli R, Skotnes LH, Mykletun A, Bakke AM, Kuhry E. Urina residual como fator de risco para infecção do trato urinário inferior: um estudo de acompanhamento de 1 ano em lares de idosos. J Am Geriatr Soc. 2008;56(5):871–874.

29. Rodhe N, Lofgren S, Matussek A, et al. Bacteriúria assintomática em idosos: alta prevalência e alta rotatividade de cepas. Scand J Infect Dis. 2008;40(10):804–810.

30. Gupta K, Hooton TM, Naber KG, et al. Diretrizes internacionais de prática clínica para o tratamento de cistite aguda não complicada e pielonefrite em mulheres: uma atualização de 2010 pela Infectious Diseases Society of America e pela European Society for Microbiology and Infectious Diseases. Clin Infect Dis. 2011;52(5):e 103–e120.

31. Hooton TM, Bradley SF, Cardenas DD, et al. Diagnóstico, prevenção e tratamento de infecção do trato urinário associada a cateter em adultos: Diretrizes Internacionais de Prática Clínica de 2009 da Infectious Diseases Society of America. Clin Infect Dis. 2010;50(5):625–663.

32. López-Cruz I, Esparcia A, Madrazo M, Alberola J, Eiros JM, Artero A. Diferenças sexuais em pacientes com 80 anos ou mais hospitalizados com ITU adquirida na comunidade: Um estudo observacional prospectivo. Helião . 2022;8(10):e 11131..

33. Parque DW, Chun BC, Kim JM, Sohn JW, Peck KR, Kim YS, et al. Características epidemiológicas e clínicas da sepse grave adquirida na comunidade e choque séptico: um estudo observacional prospectivo em 12 hospitais universitários na Coréia. J Coreano Med Sci. 2012;27(11):1308-14.

34. Sakr Y, Elia C, Mascia L, Barberis B, Cardellino S, Livigni S, et al. A influência do gênero na epidemiologia e no resultado da sepse grave. Cuidado crítico. 2013;17(2):R 50.

35. Ioannou P, Plexousaki M, Dimogerontas K, Aftzi V, Drougkaki M, Konidaki M, et al. Características das infecções do trato urinário em pacientes idosos num hospital terciário na Grécia. Geriat Geront Int. 2020;20(12):1228-33.

36. Silva A, Costa E, Freitas A, Almeida A. Revisitando a frequência e os padrões de resistência antimicrobiana de bactérias implicadas em infecções comunitárias do trato urinário. Antibióticos (Basileia) 2022; 11(768): 10-23.

37. Magliano E, Grazioli V, Deflorio L, Leuci AI, Mattina R, Romano P, Cocuzza CE. Etiologia dependente de gênero e idade de infecções do trato urinário adquiridas na comunidade. ScientificWorldJournal . 2012;2012(349597): 16-19.

38. Amna MA, Chazan B, Raz R, Edelstein H, Colodner R. Fatores de risco para bacteriúria adquirida na comunidade não-Escherichia coli. Infecção. 2013;41:473-477 .

39. Prieto J, Wilson J, Bak A, Denton A, Flores A, Lusardi G, Reid M, Shepherd L, Whittome N, Loveday H. Uma pesquisa de prevalência de pacientes com cateteres urinários permanentes em casos de enfermagem distritais no Reino Unido: O estudo de gerenciamento de cateter urinário comunitário (CCaMa). J Infect Anterior. 2020;21:129–135 .

40. Shackley DC, Whytock C, Parry G, Clarke L, Vincent C, Harrison A, John A, Provost L, Power M. Variação na prevalência de cateteres urinários: Um perfil de pacientes do serviço nacional de saúde na Inglaterra. BMJ aberto. 2017; 7:e013842 .

41. Gaston JR, Andersen MJ, Johnson AO, Bair KL, Sullivan CM, Guterman LB, White AN, Brauer AL, Learman BS, Flores-Mireles AL, Armbruster CE. As interações polimicrobianas de Enterococcus faecalis facilitam a formação de biofilme, a recalcitrância de antibióticos e a colonização persistente do trato urinário cateterizado. Patógenos. 2020;9(835): 10-23.

42. Lara-Isla A, Medina-Polo J, Alonso-Isa M, Benítez-Sala R, Sopeña-Sutil R, Justo -Quintas J, Gil - Moradillo J, González-Padilla DA, García- Rojo E, Passas-Martínez JB, Tejido - Sánchez Á. Infecções urinárias em pacientes com cateteres no trato urinário superior: estudo microbiológico. Urol Internacional. 2017;98:442–448 .

43. Gajdács M, Ábrók M, Lázár A, Burián K. Aumento da relevância dos cocos Gram-positivos nas infecções do trato urinário: uma análise de 10 anos de sua prevalência e tendências de resistência. SciRep. 2020;10:17658 .

44. Stokes W, Parkins MD, Parfitt ECT, Ruiz JC, Mugford G, Gregson DB. Incidência e resultados da bacteriúria por Staphylococcus aureus: um estudo de base populacional. Clin Infect Dis. 2019; 69:963–969.

45. Zychlinsky Scharff A, Rousseau M, Lacerda Mariano L, Canton T, Consiglio CR, Albert ML, Fontes M, Duffy D, Ingersoll MA. As diferenças sexuais na IL-17 contribuem para a cronicidade na infecção do trato urinário masculina versus feminina. JCI Insight. 2019; 5:e 122998.

46. Storme O, Tirán Saucedo J, Garcia-Mora A, Dehesa-Dávila M, Naber KG. Fatores de risco e condições predisponentes para infecção do trato urinário. O Adv Urol. 2019;11:17 -28.

47. López-Cruz I, Esparcia A, Madrazo M, Alberola J, Eiros JM, Artero A. Diferenças sexuais em pacientes com 80 anos ou mais hospitalizados com ITU adquirida na comunidade: Um estudo observacional prospectivo. Helião . 2022; 8:e 11131.

48. Kline KA, Lewis AL. Uropatógenos Gram-positivos , infecção polimicrobiana do trato urinário e a microbiota emergente do trato urinário. Espectro de Microbiol . 2016;4(10):28-32.

49. Ala- Jaakkola R, Laitila A, Ouwehand AC, Lehtoranta L. Papel da D-manose nas infecções do trato urinário - uma revisão narrativa. Nutr J. 2022;21(18):69-102.

50. Flores-Mireles AL, Walker JN, Caparon M, Hultgren SJ. Infecções do trato urinário: Epidemiologia, mecanismos de infecção e opções de tratamento. Rev Nat Microbiol . 2015; 13:269-284.

51. Gauzit R, Castan B, Bonnet E, Bru JP, Cohen R, Diamantis S, et al. Duração dos tratamentos anti-infecciosos. Recomendações francesas SPILF e GPIPR. Jornal de Pediatria e Puericultura. 2021; 34(4):175-93.

52. 1. Erba L, Furlan L, Monti A, Marsala E, Cernuschi G, Solbiati M, et al. Terapia antibiótica de curta e longa duração na pielonefrite: uma comparação de revisões sistemáticas e diretrizes para a campanha SIMI escolhendo sabiamente. Estagiário Emerg Med. 2021;16(2):313-23.

53. Fox MT, Melia MT, Same RG, Conley AT, Tamma PD. Um curso de sete dias de TMP-SMX pode ser tão eficaz quanto um curso de sete dias de ciprofloxacina para o tratamento da pielonefrite. Sou J Med. 2017;130:842–5 .

54. Dinh A, Davido B, Etienne M, Bouchand F, Raynaud- Lambinet A, Aslangul -

Castier E, et al. 5 dias de fluoroquinolona oral são suficientes para pielonefrite aguda não complicada? O ensaio randomizado DTP. Eur J Clin Microbiol Infect Dis. 2017;36:1443–8 .

55. Ahmed H, Farewell D, Jones HM, Francis NA, Paranjothy S, Butler CC. Incidência e prescrição de antibióticos para infecção do trato urinário diagnosticada clinicamente em idosos na atenção primária do Reino Unido, 2004–2014. PLoS Um 2018; 13:e0190521 .

56. Germanos GJ, Trautner BW, Zoorob RJ, Salemi JL, Drekonja D, Gupta K, et al. Nenhum benefício clínico no tratamento da infecção do trato urinário masculino por mais de sete dias: um estudo de banco de dados ambulatorial. Fórum aberto Infect Dis 2019;6:216-28.

57. Ahmed H, Farewell D, Francis NA, Paranjothy S, Butler CC. Impacto da duração do tratamento com antibióticos nos resultados em homens idosos com suspeita de infecção do trato urinário: estudo de coorte retrospectivo. Farmacoepidemiol Medicamento Saf . 2019;28:857–66 .

58. Boel JB, Jansåker F, Hertz FB, Hartung Hansen K, Thonnings S, Frimodt -Moller N, et al. Duração do tratamento com pivmecilinam em homens, mulheres não grávidas e grávidas para infecções do trato urinário adquiridas na comunidade causadas por Escherichia coli: um estudo retrospectivo de coorte dinamarquês. J Antimicrobiano Quimioterapia . 2019; 74:2767–73.   .

59. Barreira . L. Infecções urinárias em idosos: dificuldades de diagnóstico microbiológico e impacto da prescrição de ECBU para o cuidado de idosos no Hospital Universitário de Angers. Tese médica. Irrita. Universidade de Angers, 2014.

60. Jepson RG, Williams G, Craig JC. Cranberries para prevenir infecções do trato urinário. Banco de dados Cochrane Sistema Rev. 2012; 10:CD001321.

61. Fongoro DA. Infecções urinárias em idosos: aspectos epidemioclínicos e bacteriológicos no serviço de nefrologia do Hospital Universitário Point G [Tese de doutorado em medicina]. Universidade de Ciências, Técnicas e Tecnologias de Bamako; 2022.

62. Pickard R, Lam T, Maclennan G, et al. Cateteres antimicrobianos para redução de infecção sintomática do trato urinário em adultos que necessitam de cateterismo de curta duração no hospital: um estudo multicêntrico ensaio clínico randomizado . Lanceta. 2012;380(9857):1927–1935.

63. Ackermann RJ, Monroe PW. Infecção bacteriêmica do trato urinário em idosos. 44 :927-933 .

64. Meyers BR, Sherman E, Mendelson MH, et al. Infecções da corrente sanguínea em idosos. Am J Med 1989;86:379-384 .

65. Deulofeu F, Cervello B, Capell S, Martina C, Mercade V. Preditores de mortalidade em pacientes com bacteremia: a importância do estado funcional. 46 :14-18 .

66. Leibovici L, Pitlic SD, Konisberger H, Drucker M. Infecções da corrente sanguínea em pacientes com mais de oitenta anos. Idade Envelhecimento 1993;22:431 -442.

67. Pittet D, Li N, Woolson RF, Wenzel RP. Fatores microbiológicos que influenciam o resultado de infecções nosocomiais da corrente sanguínea: um modelo populacional validado por 6 anos. 24:1068 -1078 .

68. McGeer A, Campbell B, Emori TG, et al. Definições de vigilância de infecções em instituições de cuidados de longa permanência. Sou J Controle de Infecções. 1991;19:1–7 .

69. Pickard R, Lam T, Maclennan G. Tipos de cateter uretral para reduzir infecções sintomáticas do trato urinário em adultos hospitalizados que requerem cateterismo de curto prazo : multicêntrico ensaio clínico randomizado e avaliação econômica de cateteres uretrais impregnados com antimicrobianos e anti-sépticos. Health Technol avalia guincho Engl. 2012;16:1-197 .

cateterismo de curto prazo em adultos hospitalizados . Sistema de banco de dados Cochrane Rev. 2014;9:CD004013.

71. Cooper FPM, Alexander CE, Sinha S, Omar MI. Políticas para substituição de cateteres urinários de demora em adultos. Sistema de banco de dados Cochrane Rev. 2016;7:CD01115.

72. Das R, Perrelli E, Towle V, Van Ness PH, Juthani -Mehta M. Suscetibilidade antimicrobiana de bactérias isoladas de amostras de urina obtidas de residentes de lares de idosos. Controle de Infecções Hosp Epidemiol Am 2009;30:1116 -1119.

73. Lo E, Nicolle LE, Coffin SE, Gould C, Maragakis LL, Meddings J, et al. Estratégias para prevenir infecções do trato urinário associadas a cateteres em hospitais de cuidados intensivos: atualização de 2014. Hospital de Controle de Infecções Epidemiol . 2014; 35:464-479.

APÊNDICES

Apêndice 1: Ficha informativa

Número do arquivo ....

Idade: .... anos

Gênero: M/F

Comorbidades:

– ATS: sim/ não

– Diabetes: sim/ não

– Doença arterial coronariana: sim/ não

Dados clínicos

– Tempo até o diagnóstico (definido pelo tempo médio entre o início dos sintomas e o diagnóstico de ITU):... ....

– Sinais funcionais: ....

....

....

– Sinais físicos: ....

....

....

Dados biológicos

– Hemograma e fórmula (CBC):

     o PT :... ....

     o PNN :... ....

     o Hg :... ....

     o Plaquetas: ....

– Velocidade de sedimentação (VS): ....

– Proteína C reativa (PCR): ....

– Açúcar no sangue : ....

– Creatinina: ....

– TFG estimada: ....

Diagnóstico bacteriológico

– Hemocultura: ....

– Exame citobacteriológico de urina (ECBU):

   o Aparência macroscópica: distúrbio claro de leucocitúria

   o Hematúria microscópica: sim/ não

   o Germe: ....

   o Antibiograma:

Antibióticos	Resistente	Intermediário	Confidencial
Penicilina			
Oxacilina			
Ampicilina			
Amoxicilina			
Amoxicilina-ácido clavulânico			
Ticarcilina			
Ticacilina – ácido clavulânico			
Piperacilina			
Piperracilina – Tazabactam			
Cefepima			
Cefoxitina			
Cefotaxima			
Ceftriaxona			
Ceftazidima			
Cefuroxima			
Aztreonam			
moxifloxacina			
Imipenem			
Estreptomicina			
Gentamicina			
Canamicina			
Tobramicina			
Amicacina			
Netilmecilina			
Sulfametroxasol-trimetroprim			

Cloranfenicol			
Tetraciclina			
Eritromicina			
Pristinamicina			
Lincosamina			
Ácido Nalidíxico			
Norfloxacina			
Ofloxacina			
Ciprofloxacina			
Levofloxacino			
Vancomicina			
Teicoplanina			
Colistina			
Nitrofurantoínas			
Sulfametroxazol			
Rifampicina			
Fosfomicina			
Ertapenem			

Dados radiológicos

– Ultrassonografia dos rins e do trato urinário: ....

....

....

– TC abdominopélvica: ....

....

....

Dados terapêuticos

– Antibiótico usado:

   o Molécula: ....

   o Dosagem: ....

   o Via de administração: ....

   o Duração do tratamento: ....

– Radiologia intervencionista (drenagem e punção)

– Cirurgia : ....

Dados escaláveis

– Evolução: favorável ou desfavorável

– Complicações: ....

....

....

Apêndice 2: Limiar de normalidade dos parâmetros biológicos utilizados .

Parâmetros biológicos	Limiares de normalidade
GB	4.000 – 10.000 /mm³
PNN	1500 - 7000 /mm³
Linfócitos	1500 - 4000 /mm³
PNE	40 - 400 /mm³
GR	4 - 5,7 milhões/mm³
Hemoglobina	13 - 17 g/dl
VGM	80 - 95 µ³
Plaquetas	160.000 – 350.000/mm³
Natremia	136 - 145 mmol /l
Kaliemia	3,5 - 5 mmol /l
PCR	< 6 mg/l
Uréia	2,5 - 10 mmol /l
Creatinina	65 - 120 µmol /l

leucócitos: glóbulos brancos; PNN: neutrófilos polinucleares; PNE: eosinófilos polinucleares;
GR: hemácias; VCM: volume corpuscular médio; PCR: proteína C reativa

Resumo

Problemático

As infecções urinárias constituem o segundo motivo de consulta em idosos. Podem ser responsáveis por infecção sistêmica, hospitalização, sepse e até morte em pacientes idosos frágeis.

Objetivo do Trabalho

Os objetivos do nosso trabalho foram estudar as características epidemiológicas, clínicas e paraclínicas da infecção do trato urinário em idosos e detalhar o manejo terapêutico desta entidade clínica.

Pacientes e métodos

Este é um estudo descritivo retrospectivo que abrange os prontuários de pacientes idosos hospitalizados por infecção urinária no departamento de doenças infecciosas do Hospital Universitário Hédi Chaker em Sfax durante 13 anos, entre janeiro de 2010 e dezembro de 2022.

Resultados

Foram coletados 382 casos de pacientes com idade superior a 65 anos que foram acompanhados por infecção urinária com frequência média anual de 29,4 casos/ano. A idade média dos pacientes foi de 75,6 ± 6,5 anos com predomínio do sexo feminino (52,6%). A pielonefrite aguda foi a forma clínica mais observada (84,8%). As ITUs confirmadas foram classificadas como adquiridas na comunidade em 91,9% dos casos e nosocomiais em 8,1% dos casos. A síndrome da resposta inflamatória sistêmica (SIRS) foi o sinal de gravidade mais frequente (47,4%) e 81,2% dos pacientes foram internados com duração média de 8 dias . Escherichia *coli* foi o germe mais isolado (62,8%). Para as cepas de Enterobacteriaceae testadas, encontramos sensibilidade às cefalosporinas de 3ª geração de 66,4% e às fluoroquinolonas de 49,8%. A antibioticoterapia empírica foi adequada em 87,4% dos casos. A drenagem radioguiada foi realizada em 1,8% dos pacientes e o tratamento cirúrgico foi realizado em 4,2% dos pacientes. Observou-se evolução favorável em 75,6% dos pacientes, com tempo médio até apirexia de 2,1 ± 1,9 dias. Foi encontrada evolução desfavorável em 21,2% dos pacientes e a mortalidade foi de 3,1%.

Conclusão

A infecção urinária no idoso apresenta particularidades clínicas e terapêuticas distintas, necessitando de uma abordagem personalizada. Sintomas atípicos e comorbidades frequentes dificultam o diagnóstico e o tratamento. O cuidado adequado ajuda a reduzir complicações e melhorar a qualidade de vida dos pacientes idosos.

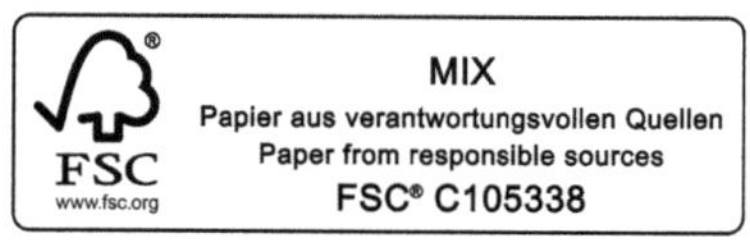

Printed by Books on Demand GmbH, Norderstedt / Germany